刺激鎮痛のすべて

下地 恒毅 編著
新潟大学名誉教授・医療法人愛徳会理事長

株式会社 新興医学出版社

編　集

下地恒毅

執筆者

相田純久（国際医療福祉大学教授）
加納龍彦（久留米大学名誉教授・小柳記念病院院長）
高橋秀則（帝京平成大学教授）
下地恒毅（新潟大学名誉教授・医療法人愛徳会理事長）

序

　医療の原点は患者の要求に如何に適切に応えるかであろう。それぞれの疾患に合わせて，現時点で可能な最高の治療を施すことである。しかし，言うはやすく，行なうことは簡単でない。その中で重要なことは患者の生活史，習慣，職業，社会的地位，年齢，性格，趣味，などを総合的に捉え，可能な限り疾患に対する患者自身の取り組みを促す必要がある。

　十分なコミュニケーションのないまま，ただひたすら薬物投与によってその場しのぎの治療になっていないだろうか。編者は，これまで，明らかに薬物による副作用によると思われる症例を多く見てきた。薬物には，多くの場合，副作用は付き物である。時と場合によるが，必ずしも必要でないと思われる薬物の投与によって，種々の障害が生じている。

　出来る限る患者の回復力を促し，薬物の副作用を最小限度に抑えるのが理想である。真の意味のリハビリテーションである。本書の意義はここに在る。

　物理的刺激によって患者の回復力を促す治療法について，この方面で長年にわたって従事してこられた方々に，それぞれの分野について執筆をお願いした。

　このような意図を汲んでいただき，患者のために奉仕する方々が，本書を参考書として役立てて頂ければ幸いである。

編者

目 次

I．経皮的神経刺激法 —————————————— 1

1．経皮的末梢神経刺激鎮痛（TENS） ……………………… 1
 A．TENS の歴史 ………………………………………… 1
 B．TENS による疼痛緩和，鎮痛効果の理論的背景 …… 3
 C．TENS の実際 ………………………………………… 6
 D．今後の課題 …………………………………………… 9
2．経皮的迷走神経刺激法 …………………………………… 12

II．脊髄刺激鎮痛 —————————————— 17

脊髄刺激鎮痛 …………………………………………………… 17
 A．脊髄背面プレート植え込みによる脊髄刺激法 …… 19
 B．経皮的硬膜外脊髄電気刺激法 ……………………… 19
 C．硬膜外電極／刺激装置植え込み式脊髄刺激法 …… 21
 D．硬膜外脊髄電気刺激の鎮痛機序 …………………… 23

III．脳刺激鎮痛 —————————————— 37

1．脳刺激鎮痛 ………………………………………………… 37
 A．脳内電気刺激 ………………………………………… 38
 B．経頭蓋電気刺激 ……………………………………… 39
 C．経頭蓋磁気刺激 ……………………………………… 40
 D．下行性抑制系 ………………………………………… 41
2．反復的経頭蓋磁気刺激 …………………………………… 52

Ⅳ．はり刺激鎮痛 — 55

はり刺激鎮痛……………………………………………………55
 Ａ．方法，手技，適応………………………………………56
 Ｂ．適応………………………………………………………62
 Ｃ．合併症……………………………………………………63

Ⅴ．電気麻酔 — 65

電気麻酔…………………………………………………………65
 Ａ．電気麻酔の歴史…………………………………………66
 Ｂ．電気麻酔の発生機序……………………………………66
 Ｃ．電気麻酔の実際…………………………………………67

Ⅵ．電気痙攣療法 — 73

疼痛に対する電気痙攣療法……………………………………73

Ⅶ．電気刺激以外の物理的刺激による鎮痛 — 77

１．マッサージ…………………………………………………77
 Ａ．マッサージと関連手技…………………………………77
 Ｂ．施術資格…………………………………………………79
 Ｃ．鎮痛機序…………………………………………………79
 Ｄ．マッサージによる鎮痛の実際…………………………80
２．温熱刺激……………………………………………………83
 Ａ．鎮痛機序…………………………………………………83
 Ｂ．温熱刺激による鎮痛の実際……………………………84
 Ｃ．温熱療法の適応，合併症，禁忌………………………89
３．運動療法……………………………………………………91

A．歴史……………………………………………………………91
　　B．発痛機序………………………………………………………92
　　C．鎮痛機序………………………………………………………92
　　D．運動療法の実際………………………………………………93
　　E．疾患別にみた疼痛予防，改善のための運動療法……………95
　　F．高齢者に対する予防的運動療法………………………………97

Ⅷ．刺激解除やインターベンションによる鎮痛　101

　1．経皮的椎間板内インターベンション鎮痛………………………101
　　A．経皮的椎間板内注入法…………………………………………101
　　B．経皮的椎間板内加圧注入法……………………………………103
　　C．経皮的椎間板減圧術……………………………………………103
　　D．経皮的椎間板摘出術……………………………………………104
　　E．経皮的内視鏡下椎間板ヘルニア摘出術………………………106
　2．硬膜外インターベンション鎮痛…………………………………108
　　A．持続硬膜外鎮痛…………………………………………………108
　　B．硬膜外輸液………………………………………………………112
　　C．硬膜外自家血パッチ……………………………………………113
　　D．くも膜下癒着剝離術……………………………………………114
　　E．エピドラスコピー………………………………………………115
　3．経皮的椎骨やその他の骨のインターベンション鎮痛…………118
　　A．減圧骨穿孔術（骨髄減圧術）…………………………………118
　　B．経皮的椎体形成術………………………………………………122
　　C．椎間関節のガングリオン穿破…………………………………124
　4．痛み刺激伝導路遮断による鎮痛…………………………………126
　　A．高周波熱凝固（RFA）と，高周波加温（PRF）による
　　　　神経ブロック……………………………………………………127
　5．固定，装具，矯正による鎮痛……………………………………133
　　A．固定による鎮痛…………………………………………………133

Ｂ．視野偏位プリズム順応療法………………………………… 135
　　Ｃ．鏡療法……………………………………………………………… 137
　　Ｄ．関節運動学的アプローチ―博田法（AKA―博田法）………… 138
　６．ガンマナイフによる疼痛治療………………………………… 141

I. 経皮的神経刺激法

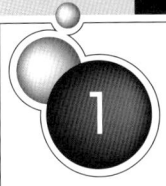

1 経皮的末梢神経刺激鎮痛（TENS）

痛覚など末梢からの感覚情報は神経組織を上行する電気信号で脳に伝えられる。痛みを訴えている場合，その伝導路を外部から電気刺激すると，痛み信号の伝導，伝達が阻害，抑制あるいは撹乱されることは想像に難くない。刺激鎮痛法は，生体内部に備わる鎮痛機構の作動が不十分な場合に体外からの刺激でこれを増幅，あるいは体内鎮痛機構に障害がある場合にこれを代行し，正常化を図る。経皮的刺激鎮痛（transcutaneous electric nerve stimulation；TENS）は操作が簡単，非侵襲的，比較的安全であり，刺激装置は持ち運び可能なことから種々の疼痛疾患に試みられている。しかしながら，TENS単独療法はまれであり，多くの場合，薬物療法，神経ブロック療法，理学療法などと併用されている。慢性の難治性疼痛患者にとっては，鎮痛薬の量を減らせるだけでも十分意義がある。

A．TENSの歴史

（1）自然界の電気（電気発生魚類）の利用
古代エジプトあるいはギリシャ，ローマ時代に，浜辺にて電気エイを痛みの場所に当て，痛風，頭痛などの治療に利用したとの記述が残っている[1]。同様に電気ナマズ，うなぎを疼痛部位に当て，しびれを利用して痛みを抑えた言い伝えもある。

（2）静電気の利用
17世紀には静電気を貯めるライデン瓶が開発され，痛みに対する静電気通

電治療が試みられた。

(3) 直流電気の利用
電池式あるいは充電式の簡単な直流通電装置が作られた。
① 陽極電極側過分極ブロック (anodal block)；弱い直流電流を通じた時に，陽極電極側に生じる神経幹静止膜電位の電気緊張的過分極によって末梢神経レベルで上行性インパルスの伝導遮断を図る。Francis (1958) が，抜歯用ハンドピースに直流の陽極側をつなぎ，患者の手に陰極側電極を握らせ，数多くの抜歯を行った記録がある（図1）[1]。以来，熱傷の危惧が残るが，本法は歯科領域で発達，応用された。
② イオントフォレーシス (iontophoresis)；陽極電極側スポンジにリドカイン，アドレナリンを含ませておき，皮膚通電閾値を少し超える直流通電を約3分間行うと，局所麻酔薬の皮下浸透によってスポット皮膚表面麻

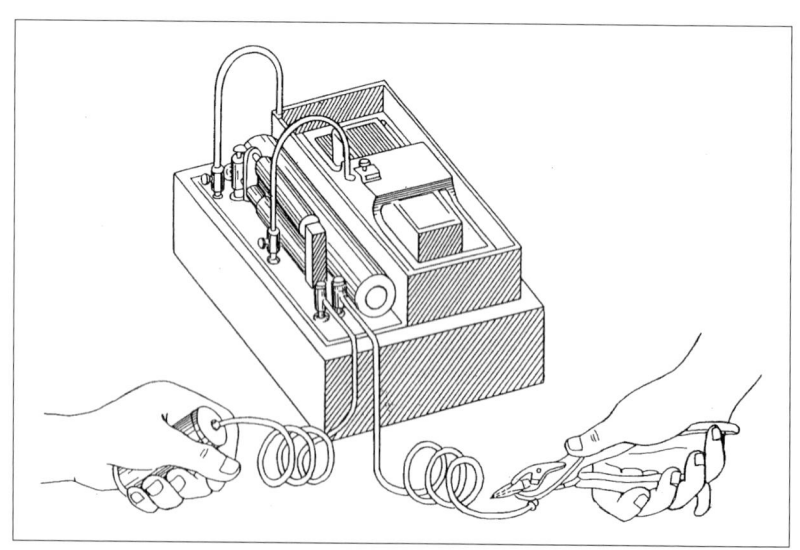

図1 抜歯用直流通電装置（Francis, 1958）（文献[1]から引用）
柄の部分をシールドした抜歯用ペンチに陽極側をつなぎ，陰極側を患者の手に握らせた。

酔が可能となる[2]。近年では，陽極電極パッチ内リザーバに局麻薬，血管収縮薬を含む専用のイオントフォレーサー（LidoSite®, Vyteris 社）が市販されている。

（4）ハリ麻酔（acupuncture anesthesia）の影響

中国文化大革命の頃，"つぼ"に刺入された針電極に交流電気を通じ，鎮痛あるいは臨床麻酔に利用する方法が世界的に紹介され，多くの注目を浴びた。針麻酔は必ずしも安定した鎮痛，麻酔効果を発現せず，しかも当時の中国針は和針に比較べても径が太く，局所麻酔なしでの皮下刺入は，痛みを伴った。また，再生針は交叉感染のリスクもあることから西洋社会では普及が進まず，表面電極を使ったより侵襲性の少ない TENS の方向へ開発が進んだ。しかし，"つぼ"に刺入した細いデスポ針，あるいは"つぼ"に吸着させた先端が円錐状の銀メッキ SSP（silver spike point）電極に，交流電気を通じる痛み治療法は現在でも行われている[3]。

（5）交流電気の利用

神経生理学の進歩，電気工学の発達と相俟って，より効果的通電法を求め，さまざまな電流波形，通電部位が試みられた。通電用表面電極の改良も進んだ。今日では，安全性が高く，鎮痛効果をより期待できる TENS が広く一般に普及するに至った[4,5]。

B．TENS による疼痛緩和，鎮痛効果の理論的背景[6]

（1）末梢神経レベルでの伝導ブロック conduction block on the peripheral nerve trunk

① 過分極性ブロック；上述したように直流もしくは一方向性矩形波電流通電時，陽極電極下の電気緊張的過分極によって，当該末梢神経のインパルス伝導を遮断する（図2）。太い神経から順次伝導遮断を生じ，Aδ，C 線維など細い神経の遮断には，より強い電流を必要とする。

② 脱分極性ブロック；刺激電流によって陰極電極下末梢神経が持続的に脱

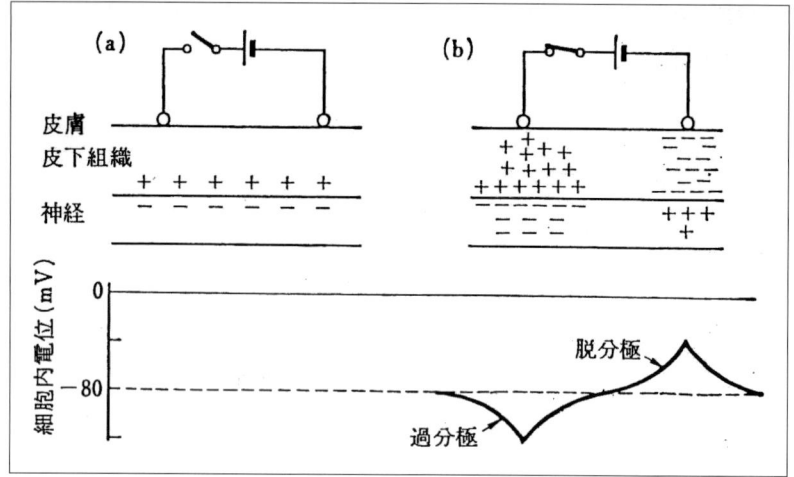

図2 電気刺激時の電極下分極（文献[6]から引用）

　皮膚表面または皮下より電流を通じる場合，その近くを走行する神経線維の陽極側では，細胞膜を通して電流は外から内に向かい，逆に陰極側では膜の内から外に向かう。したがって，陽極側は静止時 (a) よりも細胞内部では深い陰性電位，陰極側では負の電位は浅くなる (b)。つまり陽極側では過分極，陰極側では脱分極が生じる。脱分極が閾値に達すると，神経は興奮し活動電位を発生，インパルスが両側性に伝導される。持続的に電流を通じると，分極はもとに戻らず，陽極側でも陰極側でも興奮伝導は抑えられる。

分極させられると，その部の膜電位は減少し興奮閾値は下がる（**図2**）。しかし，同時にエネルギーの出力が減少し伝導障害をきたすと考えられる。

（2）インパルスの衝突 collision of impulses

　矩形波電流で刺激すると，陰極側電極下の神経幹に興奮を生じ，そこで発生したインパルスは中枢側ならびに末梢側へと両側性に伝導される。高頻度矩形波電流であれば，感覚神経を逆行する下行性インパルスの数も多くなり，電気的衝突によって上行性の痛み情報インパルスの伝導が妨げられよう。また，神経幹レベルの経皮的刺激は，樹枝状に拡がった痛み受容器を密に分布

する末端での自由神経終末部刺激に比べ，通電刺激に伴う新たな痛み発生はより少ないと推察される。

（3）（生）体内疼痛抑制機構の賦活；activation of internal pain inhibitory system

①脊髄レベルでの痛覚抑制；ゲートコントロール説（図3）

MelzackとWall（1965）[7]は，触覚や圧覚を伝えるAβ線維など比較的径の太い上行性1次ニューロンを選択的に刺激すると，脊髄後角膠様質の介在ニューロンを通じて，痛覚を伝えるAδ，C線維など径の細い上行性1次ニューロンに対しシナプス前抑制がかかり，径の細いニューロンのシナプス伝達を阻害する結果，痛覚が鈍化する，すなわち痛みが和らぐと説いた。その後，この説の生理基盤に対し異論が唱えられたが，痛む部位を撫でる，摩る，筋肉注射の際にその部を指でつまむ，鍼治療時に刺入点の周囲を外筒で圧迫するなど，古来の鎮痛行為の説明にこの理論が用いられてきた。

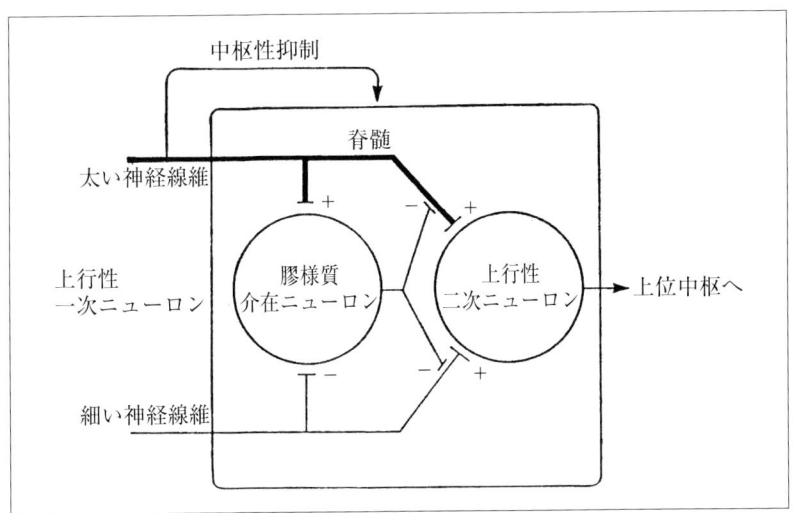

図3 ゲートコントロール説のシェーマ（Melzack & Wall 1965）（文献[6]から引用）

本文参照． －：抑制，＋：興奮

②下行性痛覚抑制機構の賦活

セロトニン，ノルアドレナリンを伝達物質とする下行性痛覚抑制機構の体内存在が明らかになった．脊髄視床路への下行性抑制ニューロンは，延髄下部の大縫線核，および隣接する網様体の傍巨大細胞網様体核から脊髄へ直接投射する．上行性インパルスでフィードバック的に下行性痛覚抑制機構が駆動，賦活されることから[8]，痛覚の伝導路である末梢神経が障害，遮断されていると，このフィードバック鎮痛機構がうまく働かないことが推測される．

③内因性エンドルフィンの産生増加

TENS の鎮痛効果は発現までに 15～30 分を要し，その効果はナロキソンで拮抗される[9]．TENS によって β-エンドルフィンの血中濃度が増加する[10]，また下行性痛覚抑制系の賦活化により，内因性エンドルフィンの産生が増加する，ことなどが知られている．

（4）末梢循環の改善

組織の酸素不足，虚血は疼痛閾値を低下させるなど，疼痛発現と密接な関連がある[11]．

TENS は局所の血管拡張，血流改善をもたらす[12]．

（5）精神の安定化作用

体性感覚の経皮的な一定リズム刺激は，心地よさを誘い，精神あるいは交感神経の緊張を緩和する．

C．TENS の実際

（1）局所鎮痛を目的とした疼痛部位，支配末梢神経への TENS

①通電装置

小型，移動容易なバッテリー方式，数ヵ所同時通電可能な多チャンネル方式，また，患者自身も出力操作が可能な手元調整器付きが好まれる．矩形波通電を基本とするが，多様な通電波形，パルス幅，刺激頻度（周波数）が求められる．電極下皮膚温モニタリングができると，熱傷防止に役立つ．

②通電波形

パルス幅 0.2〜0.5 msec,刺激頻度 100 Hz 以下（周波数）の一方向性矩形波電流が一般的である。痛みを伝える細い線維に対する脊髄後角膠様質におけるシナプス前抑制が関与すると考えられる（図3参照）。熱傷のリスクを減らすため両方向性も用いられる。高頻度刺激（80-100 Hz）は，通電開始直後から末梢の鎮痛，無痛を期待する場合に用いられるが，効果は通電停止とともに消失する。一方，低頻度刺激（＜20 Hz）の効果は，体内鎮痛物質の産生放出で説明され，全身的な疼痛閾値の上昇が期待できる[10]。疼痛閾値の上昇には時間を要する反面，通電終了後も数時間から数日間に及ぶ痛覚閾値の上昇をみることがある。高頻度と低頻度矩形波を混合した電流，あるいは周波数，出力を途中で漸増漸減する電流なども試みられている[13,14]。

③通電電極

電極接触面の電流密度を均一化するため，柔軟性，密着性，粘着性，保湿性のある電極が好ましい。素材に関しては，炭素を含むシリコンゴム電極，伝導性のゲルシートを用いたパッド電極がよく使用される。形状に関しては，四肢に巻き付けるタイプのベルト電極は既に市販されている。すっぽり手に被せるグローブ電極も試みられている[15]。先端が少し尖った銀製スパイク電極 SSP は貼付型 TENS 電極と針電極の中間的存在である。

④電極装着部位

疼痛部位もしくは当該デルマトーム支配神経幹上の皮膚にマジックバンドあるいは粘着テープで固定する。デルマトーム支配神経の走行を確認し，神経幹が表在して走行する関節部などに電極を装着すると，刺激効率がよい。筋腹を避ける。当該神経幹を目標とするが，通電量を増やすと電極と神経幹の間の皮膚に分布する比較的細い自由神経終末も当然ながら興奮する。

⑤効用/適応

疼痛緩和のほか，筋運動を伴うので筋の廃用性萎縮予防/改善，筋緊張の軽減，血流改善，関節拘縮予防/可動域の拡大が期待できる。また，電気刺激が神経因性疼痛など中枢を含めた疼痛伝導，伝達系障害回復の可塑性を促す，との研究が報告されている[16]。幻肢痛，頸肩腕症候群，腰背部痛，膝関節痛，神経障害性疼痛，複合性局所疼痛症候群（complex regional pain syndrome；

CRPS），帯状疱疹後神経痛，癌性疼痛，筋・筋膜痛，痛風発作，術後創痛，分娩，生理痛に至るまで応用範囲は広い。

⑥注意点/合併症

　心臓位置を跨ぐ形の通電は好ましくない。眼の周囲，知覚障害部位，頸部の頸動脈洞近傍，反回神経あるは迷走神経走行近くでの通電を避ける（経皮的迷走神経刺激療法の項参照）。ペースメーカー装着者，妊婦，コミュニケーション障害者には使用を控える。後日，筋肉痛を訴えることがある。通電する対電極の接触面積は原則として同じ大きさのものを使う。過剰出力，電極の接触不良による皮膚熱傷には十分注意する。

⑦コツ

　電極装着部位の皮膚をあらかじめアルコールで拭いておく。乾燥した皮膚であれば，あらかじめ湿潤を図る。筋の強い収縮を生じる部位は避ける。通電量は自覚症状を聞きながら慣らし時間を与え，目標値までゆっくり上げる。

（2）TENS のさらなる応用

　①四肢の局所麻酔を目的とした経皮的電気鎮痛 transcutaneous regional/local electroanalgesia[17,18]

　無痛効果を期待する際には，高頻度矩形波電流がよく用いられる。通電開始に伴い通電部より末梢に強い知覚異常を訴えるが，通電期間中は局所的な無痛，鎮痛効果が得られる。局所領域の皮膚感覚はいくつかの知覚神経によって二重三重にオーバーラップして支配されているので，当該分野の関連知覚神経幹をすべて同時に刺激した方が効果的である[19]。通電部での上行性インパルスの伝導障害をみるが，刺激電流を強くすると筋強直を生じると同時に，刺激電流自体による新たな痛みを生じる。

　②歯科治療時の局所麻酔を目的とした経粘膜的電気鎮痛 electronic/electrical dental analgesia

　治療する歯を支配する三叉神経末梢が対象となる。TENS 時代の到来によって直流電流でなく矩形波電流が使用され electronic dental anesthesia と呼称された[20]。

③術後鎮痛薬の削減を目的とした経皮的頭部通電の併用

通常の全身麻酔に，麻酔導入後から経皮的頭部通電（両方向性の高周波バースト波，時間幅4 msec，頻度100 Hz，出力220～250 mA）を併用し，術後鎮痛薬の削減を図ることも報告されている[21]。

D．今後の課題

(1) 電極下皮膚温をモニタリングでき，温度上昇をアラームで知らせるTENS電極を開発し，皮膚熱傷の防止を図る。
(2) 鎮痛作用のみならず，創傷治癒，抗炎症作用，創感染抑止作用，などを検証する臨床研究を行う。
(3) 末梢神経幹通電用の経皮電極と脊髄通電用の硬膜外電極間での刺激鎮痛法[22]の基礎研究を進める。
(4) 損傷を受けた中枢ならびに末梢神経の可塑性，局所での生理活性物質産生への影響をみる基礎研究をさらに進め，臨床応用の可能性を探る。

まとめ

TENSは効果なき場合は中止すればよく，外科療法，永久神経ブロックなどと異なり，後遺症を残すことは少ない。腰背部痛から神経障害性疼痛，CRPS，虚血性疼痛などへも利用されるなど，応用範囲が広い。慢性疼痛患者にとって鎮痛薬の削減だけでも有用である。筋運動，血流改善を伴うので，萎縮，拘縮などの予防，改善も期待できる。

文　献

1) Kane K, Taub A：A history of local electrical analgesia, Pain 1975；**1**：125-138
2) 加納龍彦，境　宏一，田丸倫子，江崎公明：イオン導入法を利用したスポット皮膚麻酔，麻酔 1985；**34**：1008-1012
3) 稲森耕平：SSP治療器，ペインクリニック 2009；**30**：140-147
4) Johnson MI, Ashton CH, Thompson JW. The consistency of pulse frequencies and pulse patterns of transcutaneous electrical nerve stimulation (TENS) used by

chronic pain patients. Pain 1991；**44**：231-234
5) Johnson MI, Ashton CH, Thompson JW：Long term use of transcutaneous electrical nerve stimulation at Newcastle Pain Relief Clinic. J R Soc Med 1992；**85**：267-268
6) 加納龍彦，下地恒毅：刺激による治療，高倉公朋，森健次郎，佐藤昭夫，編，Pain-痛みの基礎と臨床，朝倉書店，東京，1988；428-441
7) Melzack R, Wall P：Pain mechanisms, Science 1965；**11**：971-979
8) Iggo A, Steedman WM, Fleetwood-Walker S：Spinal processing：anatomy and physiology of spinal nociceptive mechanisms. Philos Trans R Soc Lond B Biol Sci 1985；**308**：235-252
9) Sjölund BH, Eriksson MBE：The influence of naloxone on analgesia produced by peripheral conditioning stimulation. Brain Res 1979；**173**：295-301
10) Hughes GS Jr, Lichstein PR, Whitlock D, Harker C：Response of plasma beta-endorphins to transcutaneous electrical nerve stimulation in healthy subjects. Phys Ther 1984；**64**：1062-1066
11) Kano T, Shimoda O, Morioka T, Kushiyama S：Reduction of thresholds of radient heat pain and electric current perception in the early stage of tourniquet ischemia. Pain Research 1993；**8**：15-23
12) Leandri M, Brunetti O, Parodi CI：Telethermographic findings after transcutaneous electrical nerve stimulation. Phys Ther 1986；**66**：210-213
13) Hamza MA, White PF, Ahmed HE, Ghoname EA：Effect of the frequency of transcutaneous electrical nerve stimulation on the postoperative opioid analgesic requirement and recovery profile. Anesthesiology 1999；**91**：1232-1238
14) Ghoname ES, Craig WF, White PF, Ahmed HE, Hamza MA, Gajraj NM, Vakharia AS, Noe CE：The effect of stimulus frequency on the analgesic response to percutaneous electrical nerve stimulation in patients with chronic low back pain. Anesth Analg 1999；**88**：841-846
15) Cowan S, McKenna J, McCrum-Gardner E, Johnson MI, Sluka KA, Walsh DM：An investigation of the hypoalgesic effects of TENS delivered by a glove electrode. J Pain 2009；**10**：694-701
16) Wang XY, Li XL, Hong SQ, Xi-Yang YB, Wang TH：Electroacupuncture induced spinal plasticity is linked to multiple gene expressions in dorsal root deafferented rats. J Mol Neurosci 2009；**7**：97-110
17) Wall PD, Sweet WH：Temporary abolition of pain in man. Science 11965；**55**：108-9
18) Cambell J, Taub A：Local analgesia from percutaneous electrical stimulation. Arch Neurol 1973；**28**：347-350
19) 加納龍彦：局所電気麻酔（1）経皮的前腕部通電による手の無痛効果，麻酔 1978；**27**：497-501
20) Quarnstrom F：Electronic dental anesthesia. Anesth Prog 1992；**39**：162-77

21) Mignon A, Laudenbach V, Guischard F, Limoge A, Desmonts J-M, Mantz J : Transcutaneous cranial electrical stimulation (Limoge's current) decreases early buprenorphine analgesic requirments after abdominal surgery. Anesth Analg 1996 ; **83** : 771-775
22) 下地恒毅, 東　英穂, 加納龍彦, 森岡　亨：局所通電による疼痛除去の試み, 麻酔 1971 ; **20** : 444-447

（加納龍彦）

I. 経皮的神経刺激法

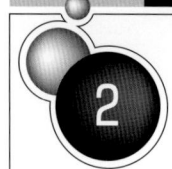

2 経皮的迷走神経刺激法

　迷走神経は，12対ある脳神経の一つであり，第X脳神経とも呼ばれる。頸部と胸部内臓，上部の腹部内臓に分布する。迷走神経は脳神経の中で唯一脳幹から発し，内臓機能にとってきわめて重要な神経である。迷走神経の線維は運動神経と副交感性の知覚神経であり，心拍数の調整，胃腸の蠕動運動，発汗や発語などにも関与している。

　主として副交感神経性線維からなるが，関与する線維の神経核は迷走神経背側核，疑核（nucleus ambiguous），孤束核（solitary nucleus）などである。また，胸腔内で反回神経を分岐して上行し，口蓋帆挙筋，耳管咽頭筋，茎突咽頭筋，口蓋舌筋，口蓋咽頭筋，上咽頭収縮筋，中咽頭収縮筋，下咽頭収縮筋，鰓弓筋などを支配している。したがって，迷走神経は多くの顔面や頸部の筋肉を支配し，発語や咽頭・喉頭の機能にきわめて重大な役割を担っていることを示す。

　手術中の迷走神経反射（vagovagal reflex）は術中管理を行う麻酔科医や術者にとっては出来るだけ避けたい。そのために，術前に副交感神経遮断薬であるアトロピンを投与するのが普通である。あるいはまた術中に麻酔操作や手術操作によって副交感神経反射が生じ，心拍の低下と徐脈が発生すると，すかさずアトロピンの投与を行い循環系の正常な機能を維持することに努める。

　ところが，最近，迷走神経（第X脳神経）を経皮的に刺激して種々の神経疾患の治療が行われるようになった。たとえば，高齢者における術後認知障害（POCD）は従来から問題になっているが，その原因は明らかでない。術後認知障害が生じると患者のQOLを低下させ，入院期間やリハビリテー

ション期間を長引かせ医療経済的にも大きな損失となる。また，手術後の認知障害の頻度は年齢と共に増え，股関節再建術などの大手術，とくに心手術などに生じやすいことが解かっている[1,2]。その発生を抑えるために術前・術中・術後の対策が種々採られているが，なかなか決め手がないのが現状である[3]。その発生機序は明らかでない。術中に生じた微小脳梗塞[1,2]，脳内の炎症過程が関与しているのではないかとの仮説もある[4]。

迷走神経刺激によってコリン作動性活動を促進し，炎症物質であるサイトカインなどの生成や遊離を抑え，抗炎症効果を発揮するのではないかと考えられている[4]。その抗炎症作用は敗血症の治療や予防にも期待が持てそうである[5]。

また，種々の抗鬱薬や50回もの頭部通電痙攣療法にも反応しなかった重度の鬱病の症例において迷走神経に刺激電極を植え込み，症状の改善を得たとの報告がなされている[6,7,8]。その作用機序として脳内のセロトニンおよびノルエピネフリンニューロンの活動を活発にするのではないかと考えられている[9]。

迷走神経刺激は，大脳皮質のてんかん原発部活動を抑制し，てんかん発作を減少させる治療法としても応用されている[10]。詳細な作用機序にはいまだ不明な点が多いが，海外ではその有効性と安全性が大規模治験により確認され，薬剤治療が無効で開頭手術の対象とならない，または開頭手術が無効であった難治性てんかん患者に対して広く用いられている。

神経と電極の間の抵抗増大による刺激効果の減弱や感染などの合併症に対しては電極先端の改良も行われている[11]。

また，重症慢性心不全に対してβ遮断薬やアンジオテンシン変換酵素阻害薬（ACEI），アンジオテンシン受容体遮断薬，アルドステロン拮抗薬などが用いられてきたが，これらの治療法に換わって迷走神経刺激療法が試みられている[12,13,14]。

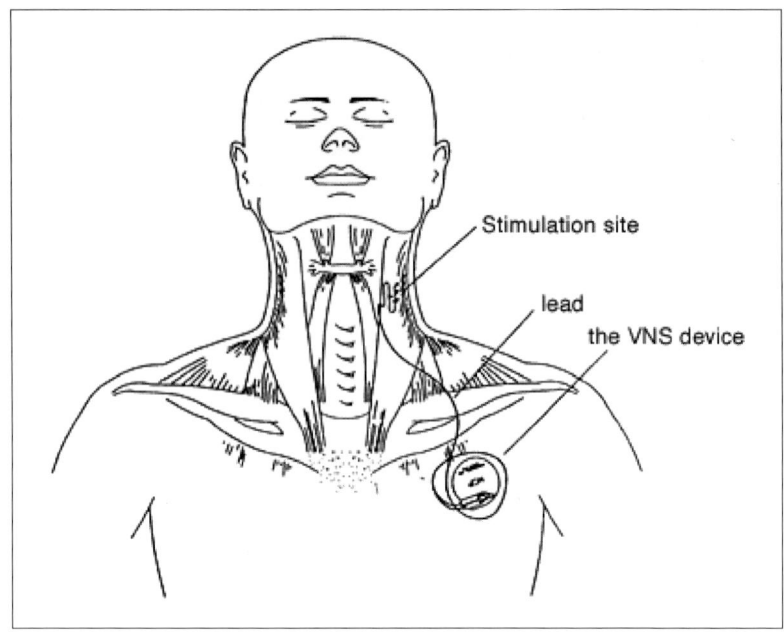

図4　経皮的迷走神経刺激療法の模式図

文　献

1) Caza N, Taha R, Qi Y, Blaise G：The effects of surgery and anesthesia on memory and cognition. Prog Brain Res. 2008；**169**：409-422.
2) Sauër AM, Kalkman C, van Dijk D：Postoperative cognitive decline. J Anesth. 2009；**23**：256-259
3) Ramaiah R, Lam AM：Postoperative cognitive dysfunction in the elderly. Anesthesiol Clin. 2009；**27**：485-496
4) Xiong J, Xue FS, Liu JH, Xu YC, Liao X, Zhang YM, Wang WL, Li S：Transcutaneous vagus nerve stimulation may attenuate postoperative cognitive dysfunction in elderly patients. Med Hypotheses. 2009；**73**：938-941
5) Bauhofer A, Torossian A：Mechanical vagus nerve stimulation--A new adjunct in sepsis prophylaxis and treatment? Crit Care Med. 2007；**35**：2868-2869.
6) Patwardhan R, Cardenas R, Myers D, Ware P, Nanda A：Left vagus nerve stimulation for depression：first implantation case post-fDA approval and review of

the literature. J La State Med Soc. 2007；**159**：38-41.
7) Daban C, Martinez-Aran A, Cruz N, Vieta E：Safety and efficacy of Vagus Nerve Stimulation in treatment-resistant depression. A systematic review. J Affect Disord. 2008；**110**：1-15
8) Rush AJ, Siefert SE. Clinical issues in considering vagus nerve stimulation for treatment-resistant depression. Exp Neurol. 2009；**219**：36-43
9) Manta S, Dong J, Debonnel G, Blier P：Enhancement of the function of rat serotonin and norepinephrine neurons by sustained vagus nerve stimulation. J Psychiatry Neurosci. 2009；**34**：272-280.
10) Benifla M, Rutka JT, Logan W, Donner EJ：Vagal nerve stimulation for refractory epilepsy in children：indications and experience at The Hospital for Sick Children. Childs Nerv Syst. 2006；**22**：1018-1026
11) Ng WH, Donner E, Go C, Abou-Hamden A, Rutka JT：Revision of vagal nerve stimulation（VNS）electrodes：review and report on use of ultra-sharp monopolar tip. Childs Nerv Syst. 2010, in press.
12) Schwartz PJ, De Ferrari GM, Sanzo A, Landolina M, Rordorf R, Raineri C, Campana C, Revera M, Ajmone-Marsan N, Tavazzi L, Odero A. Long term vagal stimulation in patients with advanced heart failure：first experience in man. Eur J Heart Fail. 2008；**10**：884-891
13) Schwartz PJ, De Ferrari GM：Vagal stimulation for heart failure：background and first in-man study. Heart Rhythm. 2009 Nov；6（11 Suppl）：S76-81
14) 宍戸稔聡，李梅花，鄭燦，上村和紀，川田徹，町田勝：重症心不全に対する迷走神経刺激療法．第24回生体・生理工学シンポジュウム論文集　2009

（下地恒毅）

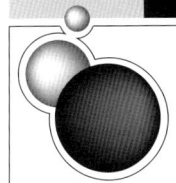

II. 脊髄刺激鎮痛

脊髄刺激鎮痛

　脊髄に直接電気を流し脊髄の麻酔を試みたのは Martini et al が最初である[1]。彼らは脊髄のみならず猫の小脳や大脳皮質に電気刺激を与え，その生体電気現象の抑制を観察している[2]。Eccles et al[3] は猫の脊髄の前後に直流通電をして脊髄内の電位分布を観察し，さらに興奮性シナプス後電位（excitatory postsynaptic potential）の変化を調べている（図5）。これらの研究は硬膜外脊髄刺激法の基礎的なデーターを提供した。

　1964年，Wall[4] は脊髄を上向する線維のうち太い線維を伝わるインパルスが細い線維（C 線維など）を伝わるインパルスを脊髄後角内で抑制することを見い出した。しかも，細いC線維の上向性インパルスをシナプス前抑制的に制御していることを見い出し，そのデーターを基に，1965年，Melzack と共に関門制御説を唱えた（機序の項参照）[5]。Wall らはその説の証明のためにいくつかの臨床実験も試みている。Shealy ら[6] は Wall らの説に基づいて太い上向性の線維束である脊髄後索に外科的にプレート電極を直接植え込み，慢性疼痛患者に応用した。下地ら[7〜10] は頭部通電による電気麻酔法においてその鎮痛効果の方が催眠効果より強いのに着目し，持続硬膜外カテーテルを電極に使用して硬膜外腔から脊髄電位を導出する硬膜外脊髄電位導出法[11] を開発すると共に，同じ電極を用いて初めて経皮的に硬膜外脊髄通電を慢性疼痛患者に試みた[8]。この通電方法はその後，米国のメドトニック社で植え込み用硬膜外電極として開発され，皮下のレシーバーを介して無線的に刺激する方法が臨床的に広く応用されている。最近は適応疾患がさらに拡大し，小型化した刺激装置をそっくり皮下に植え込む方法が広く行われるようになっている[12]。

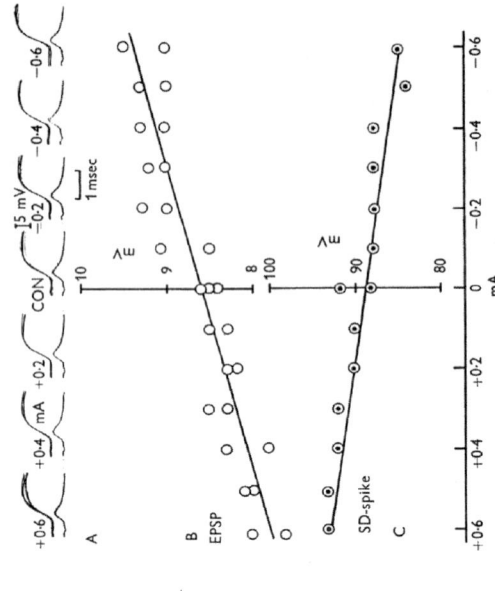

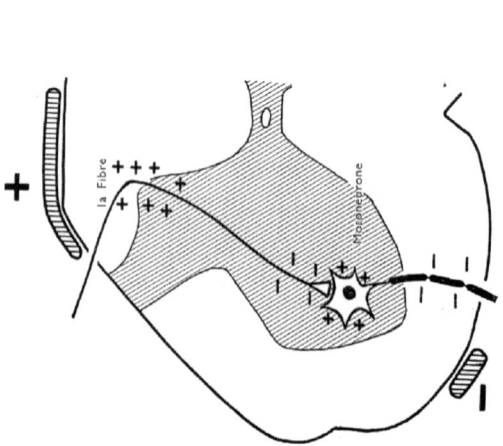

図5 ネコ脊髄に直流電流を流した時の脊髄内電位の変化を脊髄横断面で模式的に示す (Eccles et al, 1962)[3]

脊髄背面をプラスに前面をマイナスにして通電すると求心性線維の細胞膜電位は過分極になり活動電位振幅は増大する(左図)。この場合,単シナプス性に伝達する興奮性シナプス後電位 (excitatory postsynaptic potential:EPSP) (右図上段掃引おょびその下のグラフ)。運動ニューロンのスパイク電位 (SD-spike) は増大する(上段下部掃引およびその下のグラフ)。通電の極性を逆にすると,これらの生体電気現象は全て逆になる。右図で0 mAの時が通電ゼロ。左側にふれるほど負荷した背面陽性電流が大きくなり,右にふれるほど,背面陰性電流が大きいことを示している。実際の臨床の場では直流通電は現時点では行われていない。実際にはパルス波で刺激するので条件が異なってくるが,一方向性矩形波で通電する場合,陰極電極が脊髄背面に置かれていると,脊髄内電位分布は右図で右側にふれることになる。

A. 脊髄背面プレート植え込みによる脊髄刺激法（Shealy らの方法）

Shealy ら[6]は Melzack & Wall の仮説に則り，最初脊髄を皮膚面から刺激する方法を試みたがその効果は十分でなかったため，外科的に脊髄背面に電極を植え込む方法を考案した。図6は Shealy らが行った脊髄後索刺激による鎮痛法である。椎弓切除によって脊髄背面を露出し，プレート電極を脊髄背面に植込み固定する。硬膜を閉じリードを皮下まで通し刺激装置に繋ぐ。この Shealy らの方法はその後，いくつかの施設で追試されたが，脊髄損傷や脊髄液漏，感染などの合併症が続発し現在は用いられていない。

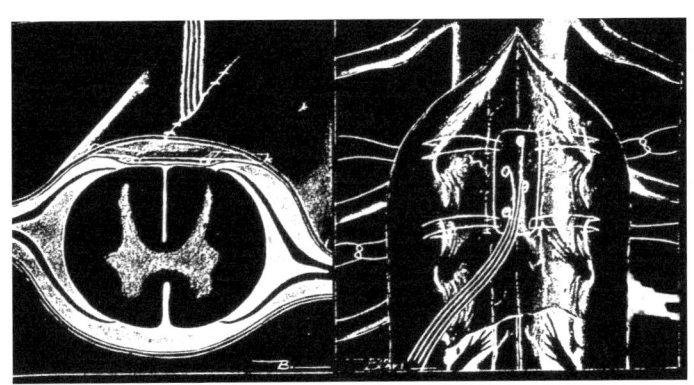

図6　プレート電極の後索直接植え込み法（Shealy ら，1970）[6]
皮膚面まで通し（左図）電気刺激装置に接続する。椎弓切除後，脊髄背面を開き，プレート電極を脊髄背面に植え込み（右図），リードを硬膜から皮下まで通す。

B. 経皮的硬膜外脊髄電気刺激法（硬膜外カテーテル電極法）

著者ら[8,10]による持続硬膜外麻酔用の持続硬膜外カテーテルをそのまま電極に使用し，硬膜外より脊髄を電気刺激する方法である。高頻度刺激や直流通電，低頻度通電でも鎮痛効果を得た[8,11,13~15]。特に直流通電がより効果がよかったが，直流通電は電極材質の電離が生じ得るので長期に使用する場合

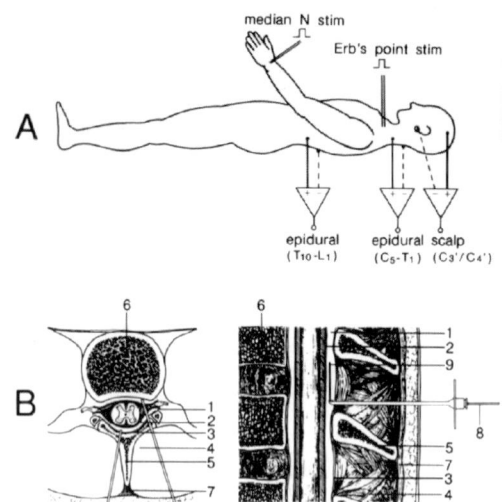

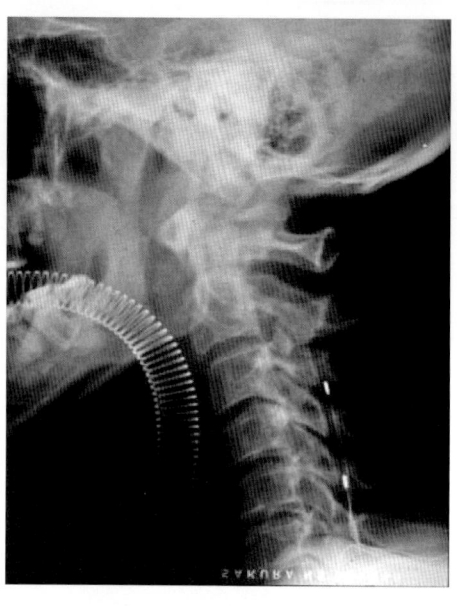

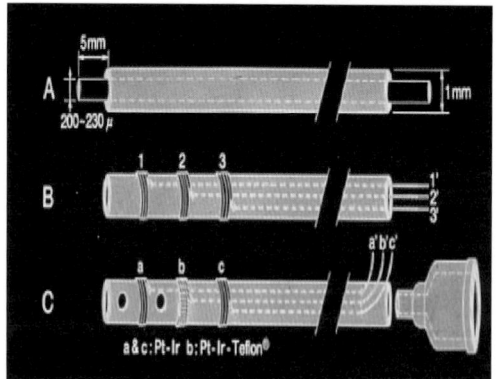

図7 硬膜外カテーテル電極による経皮的硬膜外脊髄刺激法

上左：生体現象測定用電極の位置（A）と硬膜外カテーテル電極挿入模式図（B）（機序の項における Erb のポイント参照），硬膜外電極は普通後部硬膜外腔に挿入するが lateral approach によって前硬膜外腔に挿入することも出来る（Shimoji et al, 1971[11]）。

上右：頸部硬膜外電極の X 線像（38歳，女，脳性麻痺による頸部背部の筋硬直性疼痛）（全身麻酔下，未発表データ）

下左：種々の硬膜外カテーテル電極先端の模式図。A，持続硬膜外カテーテルに鋼線を通し先端 3〜5 mm 露出した簡単な電極，B：薬剤注入および電気刺激・電位導出が可能なカテーテル電極，C：薬剤注入，電気刺激・電位導出，局所血流測定可能な多目的硬膜外カテーテル電極（Hayatsu et al, 2001[16]）

はプラチナなどの電離しにくい材質を使用する必要がある。硬膜外の電極位置は脊髄背面と脊髄前面の位置に留置するのがより脊髄の縦軸方向に位置させるよりも効果が良いように思われる。前述したEcclesら[3]の基礎的研究からもこのことが伺われる。この効果はペアン鉗子で皮膚をつまんでも全く痛みを感じないほどであった[8]。

　本法は持続硬膜外ブロックの手技に馴れた医師であれば操作が簡単で，挿入，抜去が容易で電極の位置を何時でも変えられる。また，持続硬膜外カテーテルさえあればその場で硬膜外電極を作ることが出来，材料コストがほとんどかからない[16]。ただ長期に用いる場合には皮下からリードが出ているので清潔操作に気を配らなくてはならない欠点もある。清潔操作に気を配れば1〜2ヵ月の使用も可能である[15]。持続硬膜外麻酔用カテーテルに刺激用電極を取り付けて電気刺激鎮痛と薬剤注入，生体現象測定を組み合わせても用いることも出来る[16,17]。癌末期の疼痛や急性疼痛時の薬物量の抑制に意義があるものと思われる。しかし，現医療保険制度下では保険請求が出来ない。本方法は比較的短期間の鎮痛効果を求める場合にはよい適応である。

C．硬膜外電極/刺激装置植え込み式脊髄刺激法

　1975年，米国のメドトロニック社が脊髄硬膜外植え込み式電極と電磁誘導による皮下アンテナを開発して以来，世界的に慢性疼痛に対する使用が普及した。続いて米国のセントジュードメディカル社が同様な植え込み式電極とジェネレーターを開発している。半永久的に埋め込み得る材質の問題が解決したこともある。刺激電極は心臓ペースメーカと同種の材質で半永久的に植え込むことができる。基本的手技は下地らの方法と同様で電極を硬膜外腔に挿入しリードを皮下に通して鎖骨下または季肋部や鼠頸部に植え込む。従来はレシーバーを，現在は刺激装置そのものを植え込む。まず刺激テストを行い，患者に満足すべき鎮痛効果が得られたら，改めて植え込み術を行う。現在，我が国ではこの方法のみが保険適応になっている（図8）。

22　Ⅱ. 脊髄刺激鎮痛

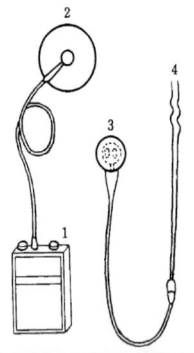
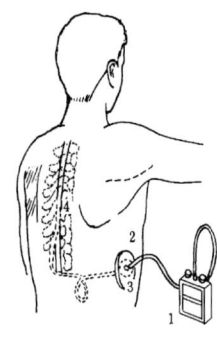
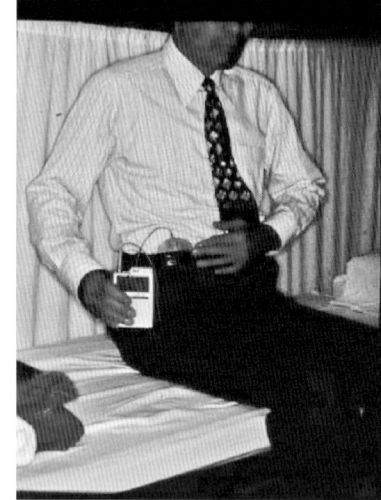
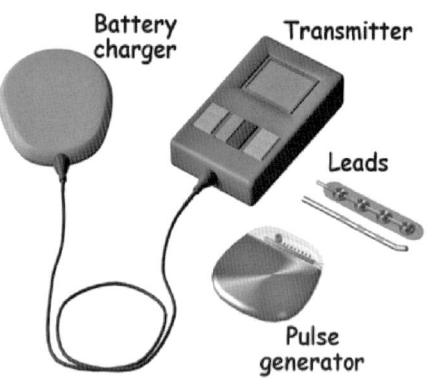

図8　電極植え込み式硬膜外脊髄刺激法

上：従来型脊髄硬膜外電極植え込み装置と植え込まれた状態の模式図　（左）1：刺激装置，2：刺激発信部（コイル），3：植込み用アンテナ（コイル），4：植込み用硬膜外電極，（右）脊髄硬膜外電極による脊髄刺激中の模式図。刺激発信部をアンテナが植え込まれた部位の皮膚表面に置き電磁誘導的に（無線的に）刺激する（加納龍彦：電気刺激療法，ペインクリニックの理論と実際，下地恒毅編，1988，新興医学出版，pp129-136 より引用）。

下左：皮下に受診装置を植え込み，外部から電磁誘導法によって刺激する従来型の方法によって治療中の患者（右季肋部の原因不明の頑固な慢性疼痛，51歳，男性，教師）（未発表データ）。現在は刺激装置共に皮下に植え込む方式が一般的になっている。

下右：現在用いられている脊髄硬膜外電極・電池植え込み式刺激装置　Pulse generator：植え込み用電池，Leads：2種類の電極とリード，外部より植え込み用電池の刺激条件を変えることが出来るようになっている（Transmitter，Battery Charger）（メドトロニック社提供）。

（1）適応と効果

これまで種々の慢性難治性疼痛疾患[12,13,15,18,19]脊椎手術失敗症候群（FBSS）[20~22]神経因性疼痛[23~25]，筋硬直性疾患[26]，複合性局所疼痛症候群（CRPSタイプⅠ，Ⅱ）[27]，断端部痛・幻肢痛[28]，四肢の虚血性疾患[29,30]，狭心症[31]，脳梗塞[31]，糖尿病性神経炎[32]，関節の変性疾患[33]，脊柱管狭窄症[33]，最近はさらに他の慢性疼痛疾患にも範囲を広げている[12]。

適応が広くなってきた背景としてはその疼痛感覚抑制作用に加えて，運動系に対し筋活動抑制作用，分節性交感神経活動抑制による末梢血管拡張作用などが関与している[15]。

効果は施設によりかなりばらつきが見られる。その原因として，電極位置の設定，刺激のパラメータ，適応疾患の選択，評価の時期などが考えられる。

D．硬膜外脊髄電気刺激の鎮痛機序

神経生理学的にいくつかの機序が考えられる。

（1）分節性抑制

脊髄後索は太い線維からなり脊髄後角を経由せずそのまま後索を上行する。後索を電気刺激すると順行性に上行するインパルスと逆行性に下行するインパルスが生じる。逆行性に刺激されたインパルスは後索線維の側枝を介して後角第二層（膠様質）の介在ニューロンを介してシナプス前抑制あるいはシナプス後抑制をもたらす（図9，10）。

（2）下行性抑制

経皮的末梢神経刺激（TENS）による場合と同様に脊髄より上位にある中枢神経核をフィードバックして来る下行性抑制による鎮痛機構である。末梢神経刺激の場合と異なるのは脊髄後索を直接刺激するのでその効果がより強い点であろう。その効果は異なった分節でも存在することが誘発脊髄電位でとらえる事が出来る（図11）。

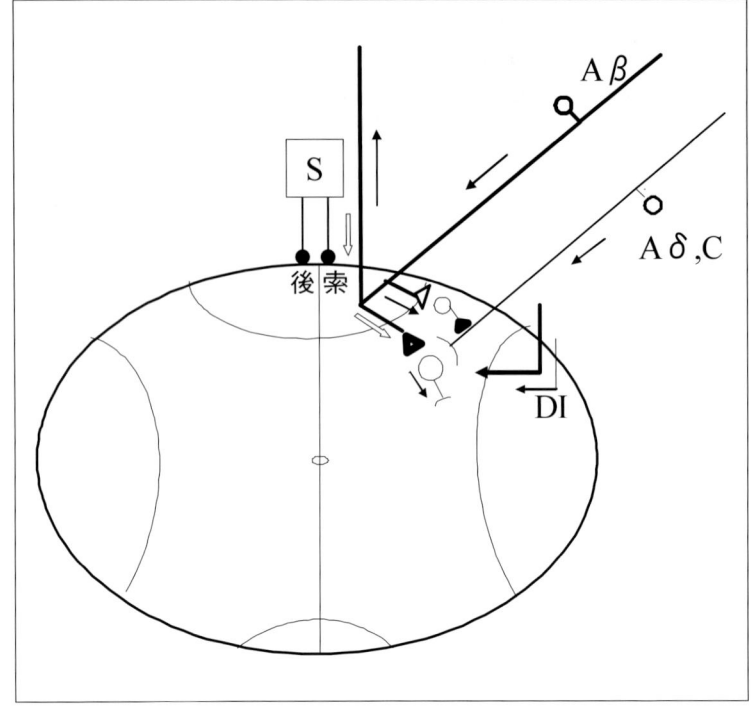

図9 脊髄背面電気刺激による後索順行性インパルスと逆行性インパルス（脊髄断面模式図）。

後索を電気刺激する（S）とインパルスは上向性（順行性）に（黒矢印）また下向性（逆行性）に伝導する（白矢印）。逆行性に伝導したインパルスは側枝を伝って後角介在ニューロンにシナプスする。介在ニューロンを介して2次ニューロンに抑制的にシナプス（シナプス後抑制），あるいは介在ニューロンを介して第1次ニューロン終末にシナプス前的に抑制（シナプス前抑制）をかける。順行性のインパルスは脊髄より上位の中枢をフィードバックして下向性に（DI）痛みを伝える2次ニューロンに抑制をかける。

a．同じ分節に下向する抑制と異分節に下向する抑制

脊髄背面刺激によって同じ分節の痛みのみでなく他の分節の痛みにも抑制効果があることは末梢刺激の場合と同様に臨床的に観察される。その機序は同じ分節に下行性に脊髄より上位にある中枢神経核からフィードバックしてくる抑制に類似すると考えられる（図12〜14）。しかし異分節にも生じる抑

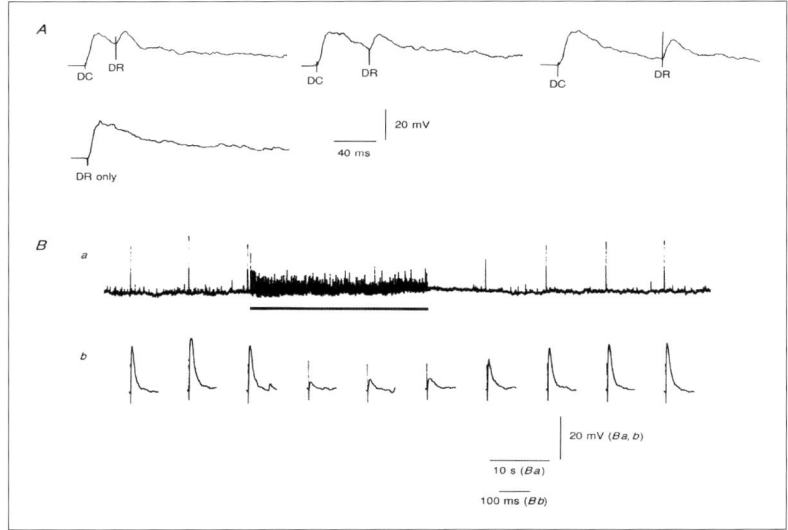

図10 ラット脊髄スライス標本における脊髄膠様質ニューロンの脊髄後索刺激による反応

脊髄のスライス標本において，脊髄後索（DC）を電気刺激し脊髄後角膠様質ニューロンの細胞内電位を導出すると，後根刺激のみ（DR only）によっても単シナプス性の興奮性シナプス後電位（EPSP）が記録される。後根刺激（Aδ 線維刺激強度）による EPSP は後索刺激によって抑制されている（A　上部掃引）。後索を 10 Hz で反復刺激すると（B），後根刺激による EPSP は抑制され（B b），その抑制は反復刺激を中止してもなお 30 秒も持続した（B a）（a と b）では掃引速度が異なる（Baba et al.[34]）。

制が同じ分節にフィードバックして来る抑制と同じ中枢核か否かは明らかでない。

　刺激と同じ分節に生じる抑制は分節性の抑制と異分節性抑制（広汎性抑制と言っても良い）が同時に加わっていると考えられる。分節性の抑制は前述したように後索の逆行性インパルスと近接する後根刺激によるインパルスによる抑制である。

b．異分節性抑制

　ラットでは下肢あるいは上肢刺激よって脊髄の異分節から抑制性の緩徐陽性電位が記録できるが，ヒトでは脊髄から遠く離れた末梢刺激では記録出来

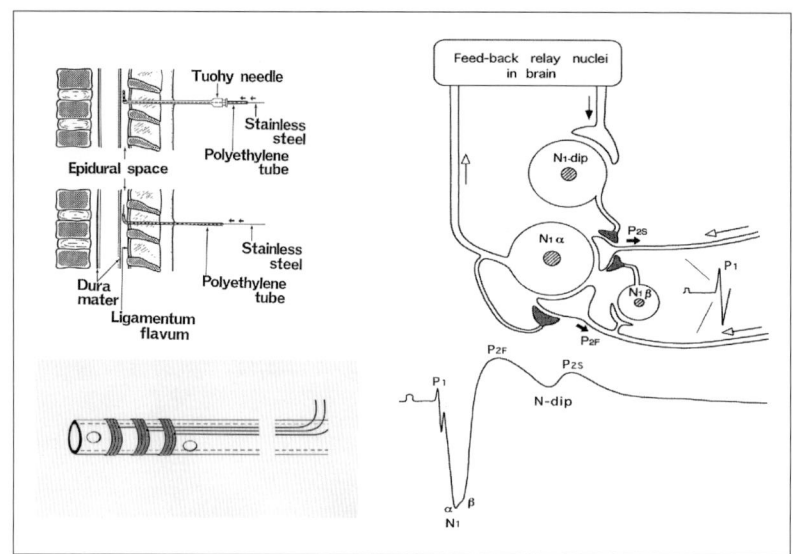

図11 硬膜外脊髄刺激用カテーテル電極から導出されたヒトの分節性脊髄電位とシナプス前抑制[35~38)]

持続硬膜外カテーテルを電極にして硬膜外から脊髄背面刺激と同時に脊髄の電気現象を導出することが出来る。左上部：方法の模式図。左下：電極の一種（プレート電極が1cm間隔でカテーテルに付着し，被覆されたリードは内空を通して側管より外部に通じている。電極先端より薬剤の投与も可能であり，側口より硬膜外腔圧の測定も可能である）。（図7参照）右下：分節性末梢神経刺激による分節性脊髄誘発電位の波形。最初のスパイク電位（P1）は末梢から脊髄に流入する活動電位，次の陰性電位（N1）は後角ニューロンの電位でシナプス後性である。そのピークは2峰性でNα，Nβに分かれる。二次ニューロン活動や介在ニューロン活動を表すと考えられる。後続する緩やかな陽性電位は一次ニューロン終末の脱分極を表し，シナプス前抑制を反映すると考えられる。この緩徐な陽性電位も無麻酔時には陰性のノッチ（N-dip）によって2つに分かれる。この陰性ノッチは脊髄より上位の中枢をフィードバックしてきたインパルスによって介在ニューロンが駆動された活動と考えられる。上部にニューロン活動のネットワークの仮説的模式図を示す。

ない。しかし，刺激電極を脊髄の近くたとえばErbのポイント（腕神経叢に相当する）を電気刺激するとラットで観られたような緩徐な陽性電位を腰部硬膜外から導出できる[42)]。ヒトで手関節部正中神経刺激では異分節に緩徐な

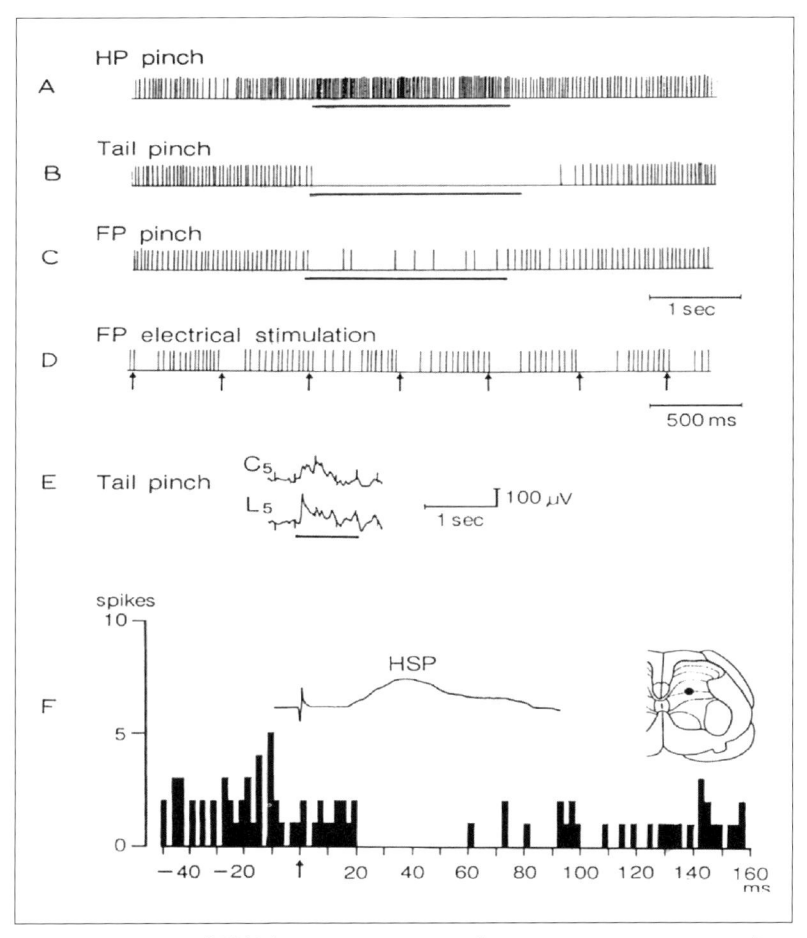

図12 ラットの脊髄後角 WDR ニューロン (wide dynamic range neuron) 活動の異分節性抑制

腰髄 (L5) の下肢 (HP) 痛み刺激 (A, HP pinch) に反応する WDR ニューロン (位置を下部右端の挿入図で示す) は異分節である尾の痛み刺激 (B, Tail pinch) で抑制され, 上肢の痛み刺激 (C, FP pinch), 上肢の電気刺激 (D, FP electrical stimulation) でも抑制される。E：ポリグラフによる頸髄 (C5), 腰髄 (L5) 背面電位の記録。F：上肢の電気刺激に対する腰髄 WDR ニューロン活動を刺激前後の時間ヒストグラム (peri-stimulus time histogram) で示し, 同じ時間軸で腰髄背面の異分節性誘発脊髄電位 (HSP) (緩徐な陽性の電位が記録されている) を重ね合わせた記録。この記録から WDR ニューロン活動抑制と HSP の時間経過が類似していることが解かる。矢印と HSP のスパイク様アーチファクトは電気刺激を示す[39]。

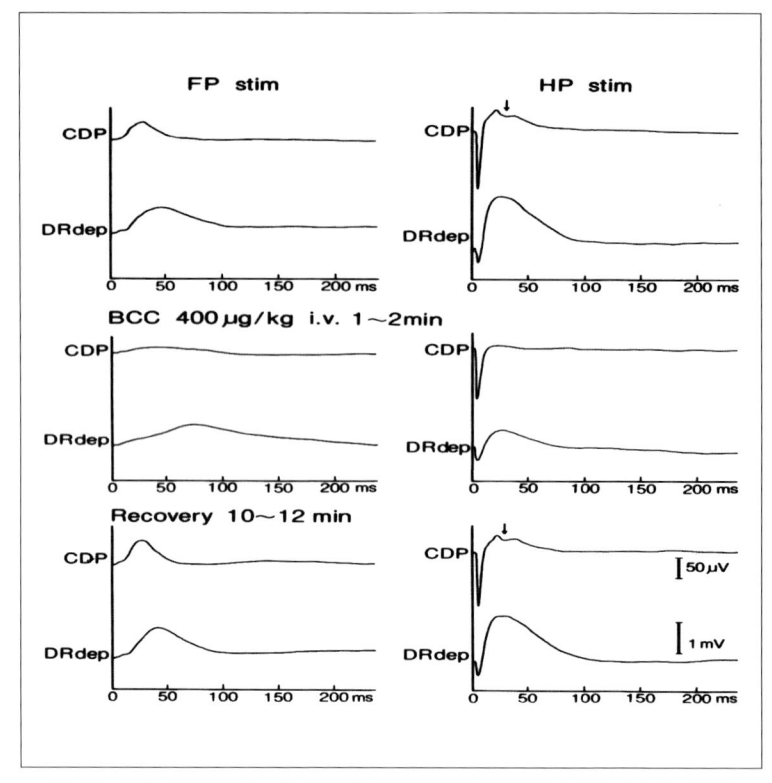

図13 異分節刺激による脊髄背面緩徐陽性電位に対するGABA拮抗薬の効果

ケタミン麻酔下のラットで上肢刺激（FP stim）に対する腰髄（L5）の脊髄背面緩徐陽性電位（CDP）とL5後根の脱分極（DRdep）を同時記録する（記録上段）。GABA拮抗薬bicucullineを投与すると，両電位とも振幅が減少する。またその振幅低下は同分節である下肢刺激（HP stim）による緩徐陽性電位と後根の脱分極においても同様である（中段記録）。このことから異分節刺激によってフィードバックするインパルスによって誘発される脊髄背面陽性電位は同時に導出した後根の脱分極と同様にGABAが関与するシナプス前抑制の指標であることが示唆される。この両電位は脊髄を頸部で切断すると記録できない[40,41]。

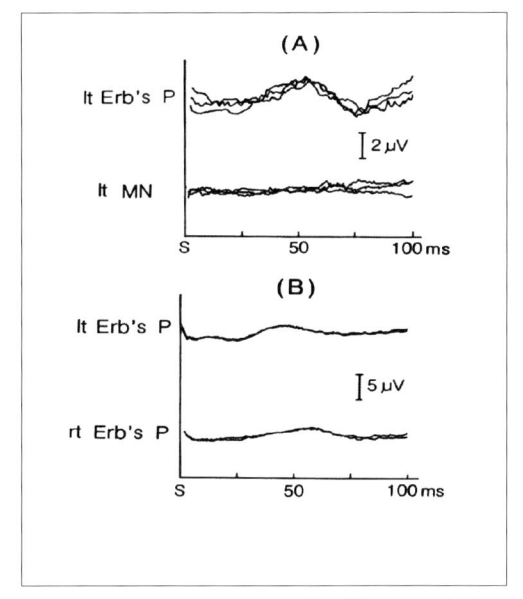

図14 ヒトにおける異分節抑制を示すと考えられる異分節性脊髄背面陽性電位

(腕神経叢をErbの点で刺激して腰部硬膜外から導出される誘発脊髄陽性緩徐電位（Heterosegmental Slow Positive Potential））[42]

A：左正中神経を手関節部で刺激しても腰髄硬膜外から緩徐陽性電位は記録出来ない（A, lt MN）が，脊髄の近くの左エルブの点（lt Erb's P）を刺激すると緩徐な陽性電位が記録できる。本被験者は右上肢（C6〜8）領域の帯状疱疹後神経痛に罹患していた。B：右エルブの点刺激でも緩徐陽性電位は記録できたが，電位のピーク潜時が延長していた。

陽性電位が導出できなかったのは脊髄から離れすぎているためにシンクロナイズしたインパルスを得ることが出来ないために明確な電位として捉えられないだけであると考えられる。この電位の特徴は麻酔薬に対しきわめて鋭敏なことである[43,44]。その特徴は分節性に導出される緩徐な陽性電位の第2の成分とよく似ている[45]。脊髄よりも上位の中枢をフィードバックしてくる抑

制性の電位と考えられ，ヒトの下向性抑制機序を研究する上で有力な武器として使えそうである[44~47]。

(3) 後索の逆行性インパルスによる抑制

図9の模式図で示したように刺激電極が後根に近い場合はインパルスは順行性（上向性）に脊髄に伝わり後索が刺激されると逆行性にインパルスは伝わり，介在ニューロンを介して痛みの2次ニューロンをシナプス前的にあるいはシナプス後的に抑制すると考えられる（図15，16）。

(4) 機序のまとめと臨床効果の考察

以上の観察から硬膜外電極刺激によって生じる痛みの抑制効果は，1）刺激電極近傍の後索あるいは後根刺激による分節性の抑制と，2）電極近傍の脊髄後索刺激によって逆行性に発生したインパルスを介した抑制，3）異分節刺激にもみられる下向性抑制（異分節性抑制）の賦活の総和であると考えられる。ニューロンレベルではシナプス前抑制とシナプス後抑制両者が相加的に作用していると考えられる。電位の時間経過からシナプス前抑制の関与がより大きいように思われる[47,48~50]。神経化学的機序については，頭部通電の項を参照されたい。

機序から考えて，硬膜外刺激電極位置は後索に出来るだけ近く，また痛みの分節に出来るだけ近くに位置させるのが最も効果が期待できよう。しかし，異分節刺激でもある程度の効果は期待できると考えられる。

以上は神経生理学的機序，特に下向性疼痛抑制機序を中心に考察したが，後索や後根刺激は同時に脊髄側角交感神経節前ニューロンに対し抑制をかけ末梢血管拡張作用による血流増加作用があるので，心筋や末梢の虚血性疾患に対しても応用されている[29~31]。

また運動ニューロンに対しても抑制作用があるので，筋硬直性疾患にも応用されている[18,26]。

さらに最近，脊髄後索刺激は末梢神経刺激と同様に神経の可塑性に変化をもたらすことも報告されている。このことは，単に刺激中の効果のみでなく，長期的な効果や予防効果も期待できることを示唆している[51]。

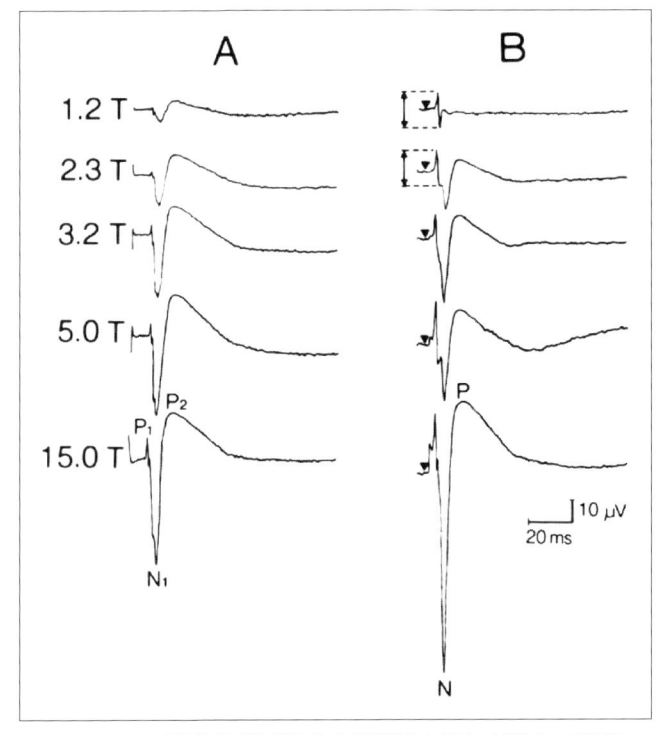

図15 ヒト頸部後部硬膜外より脊髄を電気刺激して腰部硬膜外から導出される誘発脊髄電位（B）と後脛骨神経を刺激して同じ電極から導出される分節性誘発脊髄電位（A）

　後索刺激によって分節性誘発脊髄電位と類似した電位波形が得られる。すなわちスパイク電位とそれに続く陰性―陽性の電位である。スパイク電位は主として後索が逆行性に刺激されて生じた伝導性の電位，続いてみられるシャープな陰性の電位は介在ニューロン活動，これに緩徐な陽性電位が続く（Bにおける逆三角印は刺激時点を示す）。この緩徐な陽性電位が後索の逆行性インパルスによって生じたシナプス前抑制電位と考えられる。刺激を次第に強くしていくと（刺激閾値Tの倍数で示す）分節性脊髄電位のインパルス（P1）や陰性電位（N1），緩徐陽性電位（P2）も振幅が増大する。同じように，逆行性インパルスによって誘発された電位（B）の逆行性インパルス（1.2Tと2.3Tでは両端矢印で示す）や陰性電位（N）や緩徐陽性電位も振幅が増大する（Shimizu et al, 1982[46]）。

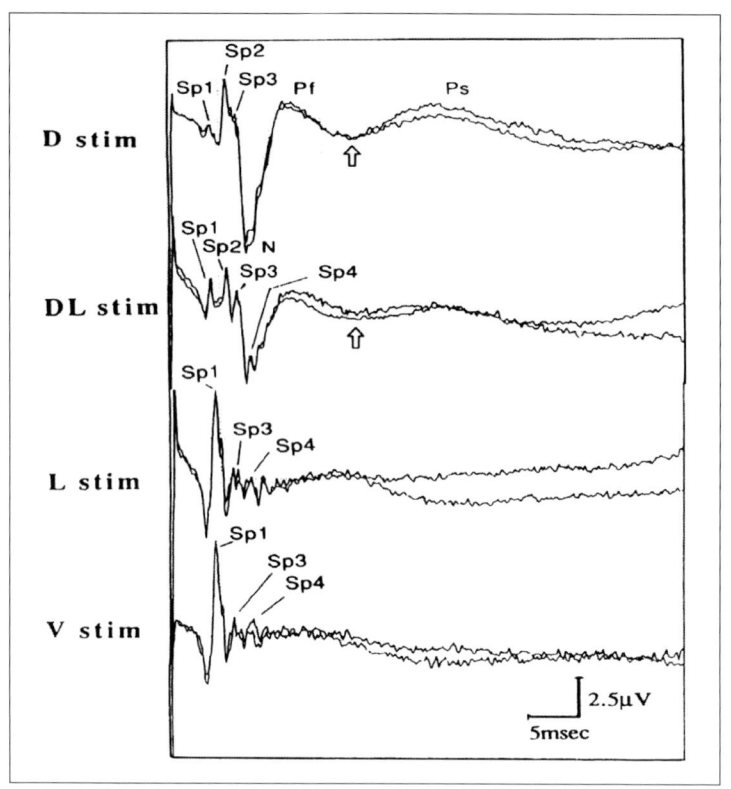

図16 頸髄硬膜外電気刺激によって腰部硬膜外より導出される緩徐陽性電位[38]

頸椎切除術中，頸髄刺激部位を同定しながら硬膜外より後索（D），後側索（DL），側索（L），前索（V）を硬膜外よりボール電極で刺激し，腰部硬膜外よりカテーテル電極で導出すると刺激部位によって脊髄電位の波形が異なる。

後索刺激を行うとスパイク電位（Sp1，Sp2，Sp3）に続いてシャープな陰性電位（N）とそれに続く緩徐な陽性電位（P1，P2）が導出される。Sp1，Sp2，Sp3 は後索を逆行性に伝導した速度の違うインパルスと考えられる。N はそのインパルスによって駆動された介在ニューロン活動と考えられる。P1 はその介在ニューロンによって生じたシナプス前抑制（一部はシナプス後抑制電位も混じている可能性もある）と考えられる。P2 は後索を上向し脊髄より上位の核をフィードバックしてくるインパルスによって駆動されたシナプス前抑制（一部はシナプス後抑制）と考えられる。P1 と P2 の間にある陰性の電位（白矢印）はフィードバックインパルスによって駆動された介在ニューロン活動と考えられる。刺激点を次第に後索から外側前方へ移動するとこれら陰性，陽性電位は導出されなくなる。このことは刺激鎮痛効果を得るためには硬膜外電極の位置を出来るだけ正中に位置するように固定した方がよいことを示唆している（図15と掃引速度が違うことに注意）（Tomita et al, 1996[38]）。

文　献

1) Martini E, Gualtierotti T, Marzorati A：Die Rueckenmarkelektronarkose（R. E. N.）. Pflueger's Arch 1943；**246**：585-596.
2) Gualtierotti T, Martini E, Marzorati A：Electronarcosis；inhibition of cortical electrical activity following local application of pulsed stimulus. J Neurophysiol. 1950；**13**：5-8.
3) Eccles JC, Kostyuk PG, Schmidt RF：The effect of electric polarization of the spinal cord on central afferent fibres and on their excitatory synaptic action. J Physiol. 1962；**162**：138-150.
4) Wall PD：Presynaptic control of impulses at the first central synapse in thecutaneous pathway. Prog Brain Res. 1964；**12**：92-118.
5) Melzack R, Wall PD：Pain mechanisms；a new theory. Science. 1965；**150**：971-979.
6) Shealy CN, Mortimer JT, Hagfors NR：Dorsal column electroanalgesia. J Neurosurg. 1970；**32**：560-564.
7) 下地恒毅, 浅井　淳, 東英穂, 上野文麿, 櫛山三蔵, 西山友博, 寺崎秀則：電気麻酔の臨床応用. 麻酔 1969；**18**：1479-1485
8) 下地恒毅, 東英穂, 加納龍彦, 浅井　淳, 森岡　亨：局所通電による疼痛除去の試み. 麻酔 1971；**20**：444-447.
9) 下地恒毅：臨床電気麻酔（Ⅰ）（Ⅱ）（Ⅲ）. 臨床脳波 1971；**13**：593-603, 664-674, 736-748
10) Shimoj K, Kitamura H, Ikezono E, Shimizu H, Okamoto K, Iwakura Y：Spinal hypergesia and analgesia by low-frequency electrical stimulation in the epidural space. Anesthesiology 1974；**41**：91-94
11) Shimoji K, Higashi H, Kano T：Epidural recording of spinal electrogram in man. Electroencephalogr Clin Neurophysiol. 1971；**30**：236-239
12) Fukazawa K, Hosokawa T：[Spinal cord stimulation]（in Japanes）. Masui 2009；**58**：1393-1400.
13) Shimoji K, Matsuki M, Shimizu H, Iwane T, Takahashi R, Maruyama M, Masuko K：Low-frequency, weak extradural stimulation in the management of intractable pain. Br J Anaesth. 1977；**49**：1081-1086.
14) Shimoji K, Shimizu H, Maruyama Y, Matsuki M, Kuribayashi H, Fujioka H：Dorsal column stimulation in man：facilitation of primary afferent depolarization. Anesth Analg. 1982；**61**：410-413.
15) Shimoji K, Hokari T, Kano T, Tomita M, Kimura R, Watanabe S, Endoh H, Fukuda S, Fujiwara N, Aida S：Management of intractable pain with percutaneous epidural spinal cord stimulation：differences in pain-relieving effects among diseases and

sites of pain. Anesth Analg. 1993 ; **77** : 110-116.
16) Hayatsu K, Tomita M, Fujihara H, Baba H, Yamakura T, Taga K, Shimoji K. The placement of the epidural catheter at the predicted site by electrical stimulation test. Anesth Analg. 2001 ; **93** : 1035-1039.
17) Shimoji K, Sato Y, Endoh H, Taga K, Fujiwara N, Fukuda S : Relation between spinal cord and epidural blood flow. Stroke. 1987 ; **18** : 1128-1132.
18) Lee AW, Pilitsis JG : Spinal cord stimulation : indications and outcomes. Neurosurg Focus. 2006 ; **21** : E3.
19) Krainick JU, Thoden U, Riechert T : Pain reduction in amputees by long-term spinal cord stimulation. Long-term follow-up study over 5 years. J Neurosurg. 1980 ; **52** : 346-350.
20) Turner JA, Hollingworth W, Comstock BA, Deyo RA : Spinal cord stimulation for failed back surgery syndrome : Outcomes in a workers' compensation setting. Pain. 2009, in press.
21) Taylor RS, Van Buyten JP, Buchser E : Spinal cord stimulation for chronic back and leg pain and failed back surgery syndrome : a systematic review and analysis of prognostic factors. Spine 2005 ; **30** : 152-160.
22) Frey ME, Manchikanti L, Benyamin RM, Schultz DM, Smith HS, Cohen SP : Spinal cord stimulation for patients with failed back surgery syndrome : a systematic review. Pain Physician. 2009 ; **12** : 379-397.
23) Prévinaire JG, Nguyen JP, Perrouin-Verbe B, Fattal C : Chronic neuropathic pain in spinal cord injury : efficiency of deep brain and motor cortex stimulation therapies for neuropathic pain in spinal cord injury patients. Ann Phys Rehabil Med. 2009 ; **52** : 188-193.
24) Simpson EL, Duenas A, Holmes MW, Papaioannou D, Chilcott J : Spinal cord stimulation for chronic pain of neuropathic or ischaemic origin : systematic review and economic evaluation. Health Technol Assess. 2009 ; **13** : iii, ix-x, 1-154.
25) Guttman OT, Hammer A, Korsharskyy B : Spinal cord stimulation as a novel approach to the treatment of refractory neuropathic mediastinal pain. Pain Pract. 2009 ; **9** : 308-311
26) Elbasiouny SM, Moroz D, Bakr MM, Mushahwar VK : Management of Spasticity After Spinal Cord Injury : Current Techniques and Future Directions. Neurorehabil Neural Repair. 2009 ; in press.
27) Shrivastav M, Musley S : Spinal cord stimulation for complex regional pain syndrome. Conf Proc IEEE Eng Med Biol Soc. 2009 ; **1** : 2033-2036.
28) Jeon Y, Huh BK : Spinal cord stimulation for chronic pain. Ann Acad Med Singapore. 2009 ; **38** : 998-1003.
29) Ubbink DT, Vermeulen H : Spinal cord stimulation for non-reconstructable chronic

critical leg ischaemia. Cochrane Database Syst Rev. 2005 ; CD004001.
30) Pedrini L, Magnoni F : Spinal cord stimulation for lower limb ischemic pain treatment. Interact Cardiovasc Thorac Surg. 2007 ; **6** : 495-500
31) Foreman RD, Qin C : Neuromodulation of cardiac pain and cerebral vasculature : neural mechanisms. Cleve Clin J Med. 2009 ; **76** : S75-79.
32) de Vos CC, Rajan V, Steenbergen W, van der Aa HE, Buschman HP : Effect and safety of spinal cord stimulation for treatment of chronic pain caused by diabetic neuropathy. J Diabetes Complications. 2009 ; **23** : 40-45
33) Williams KA, Babade M, Cohen SP : Spinal Cord Stimulation for Severe Degenerative Joint Disease of the Shoulder in a Patient with Severe Chronic Obstructive Pulmonary Disease : A New Indication? Anesth Analg. 2009, in press.
34) Baba H, Yoshimura M, Nishi S, Shimoji K : Synaptic responses of substantia gelatinosa neurones to dorsal column stimulation in rat spinal cord in vitro. J Physiol. 1994 ; **478** (Pt 1) : 87-99.
35) Shimoji K : [Analgesia by spiral cord stimulation]. Masui. 1994 ; **43** : S67-76.
36) Shimoji K, Matsuki M, Ito Y, Masuko K, Maruyama M, Iwane T, Aida S : Interactions of human cord dorsum potential. J Appl Physiol. 1976 ; **40** : 79-84.
37) Shimoji K, Matsuki M, Shimizu H : Wave-form characteristics and spatial distribution of evoked spinal electrogram in man. J Neurosurg. 1977 ; **46** : 304-313.
38) Tomita M, Shimoji K, Denda S, Tobita T, Uchiyama S, Baba H. Spinal tracts producing slow components of spinal cord potentials evoked by descending volleys in man. Electroencephalogr Clin Neurophysiol. 1996 ; **100** : 68-73.
39) Shimoji K, Sato Y, Denda S, Takada T, Fukuda S, Hokari T : Slow positive dorsal cord potentials activated by heterosegmental stimuli. Electroencephalogr Clin Neurophysiol. 1992 ; **85** : 72-80.
40) Shimoji K, Fujiwara N, Denda S, Tomita M, Toyama M, Fukuda S : Effects of pentobarbital on heterosegmentally activated dorsal root depolarization in the rat. Investigation by sucrose-gap technique in vivo. Anesthesiology. 1992 ; **76** : 958-966.
41) Shimizu T, Yoshimura M, Baba H, Shimoji K, Higashi H : Role of A delta afferent fibers in modulation of primary afferent input to the adult rat spinal cord. Brain Res. 1995 ; **691** : 92-98.
42) Shimoji K, Tomita M, Tobita T, Baba H, Takada T, Fukuda S, Aida S, Fujiwara N : Erb's point stimulation produces slow positive potentials in the human lumbar spinal cord. J Clin Neurophysiol. 1994 ; **11** : 365-374.
43) Shimoji K, Fujiwara N, Fukuda S, Denda S, Takada T, Maruyama Y : Effects of isoflurane on spinal inhibitory potentials. Anesthesiology. 1990 ; **72** : 851-857.
44) Shimoji K, Fujiwara N, Denda S, Tomita M, Toyama M, Fukuda S : Effects of pentobarbital on heterosegmentally activated dorsal root depolarization in the rat.

Investigation by sucrose-gap technique in vivo. Anesthesiology. 1992 ; **76** : 958-966.
45) Denda S, Shimoji K, Tomita M, Baba H, Yamakura T, Masaki H, Endoh H, Fukuda S. Central nuclei and spinal pathways in feedback inhibitory spinal cord potentials in ketamine-anaesthetized rats. Br J Anaesth. 1996 ; **76** : 258-265.
46) Shimizu H, Shimoji K, Maruyama Y, Matsuki M, Kuribayashi H, Fujioka H : Human spinal cord potentials produced in lumbosacral enlargement by descending volleys. J Neurophysiol. 1982 ; **48** : 1108-1120
47) Shimoji K, Fujioka H, Aida S, Kano T, Higashi H : Heterosegmentally evoked spinal cord potentials-Tools for studying feed-back inhibition in man. 36th Internat Congr Physiol Sci (IUPS2009), July 27-Aug 1, 2009, Kyoto
48) Willis WD, Jr. : Chapter 2 : Physiology of the spinal cord. in Shimoji K and Willis WD : Evoked Spinal Cord Potentials-An Illustrated Guide to Physiology, Pharmacology, and Recording Techniques, Springer-Verlag, Tokyo, 2006, pp26-33
49) Shimoji K : Origins and properties of spinal cord potentials. Dimitrijevic MR, Halter JA ed. Atlas of Human Spinal Cord Evoked Potentials. Butterworth-Heinemann, Newton, 1995, pp1-25
50) Aida S, Maruyama Y, Shimizu H, Tomita M, Kano T, Shimoji K : Somatosensory evoked spinal cord potentials. Shimoji K, Willis WD, Jr Ed. Evoked Spinal Cord Potentials-An Illustrated Guide to Physiology, Pharmacology, and Recording Techniques, Spinger, Tokyo, 2006. pp51-102
51) Boulenguez P, Vinay L : Strategies to restore motor functions after spinal cord injury. Curr Opin Neurobiol. 2009, in press.

(下地恒毅)

III. 脳刺激鎮痛

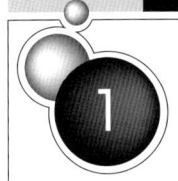

1 脳刺激鎮痛

　1969年，Reynolds[1]がラット中脳水道周囲灰白質（periaqueductal grey matter, PAG）の微弱電流刺激によって外科手術も可能な鎮痛効果を得ることができることを発見した。丁度，著者らが経頭蓋頭部通電による臨床電気麻酔を開発中のことである[2]。この発見が疼痛抑制系の存在の発端となった意義は大きい。頭部通電による電気麻酔中の臨床的観察でもその麻酔効果の中で催眠効果より無痛効果がより著明であることはたびたび観察されていた[3,4]。続いてLiebeskindらのグループ[5]による中脳刺激の研究，Hosobuchiら[6]の臨床研究が続く。これらの研究が1975年，Kosterlitz研究室[7]の脳内エンケファリンの抽出，同定に繋がった。またPAG刺激による鎮痛は薬物麻酔の場合とは異なり免疫学的な観点からも生体に及ぼす影響は見られないことも解り[8]，生理的に体内に備わっている内因性鎮痛機構や下行性鎮痛機構の研究に拍車が掛かったのである。

　これまでに脳内刺激部位はさらに拡大している。問題は，脳深部まで電極を挿入しなければならないことである。これらの侵襲を如何に最小限度にして治療効果を挙げることが出来るかがこれからの課題である。この観点から，Tsubokawaら[9]による大脳皮質刺激法は低侵襲性や運動疾患にも応用出来る点で優れている[10]。

　さらに，最近の頭蓋外（頭皮）からの高電圧-超短時間パルス波形による電気刺激や磁気刺激による方法などは，これまでの電気麻酔で使用していた電圧や刺激頻度などの方法が改良され，刺激開始時の痛みを伴わない点で臨床的意義がある[11~14]。これら低侵襲の経頭蓋刺激よる鎮痛法もこれからはさらに開発していく必要があろう。

A．脳内電気刺激

（1）方法と刺激装置

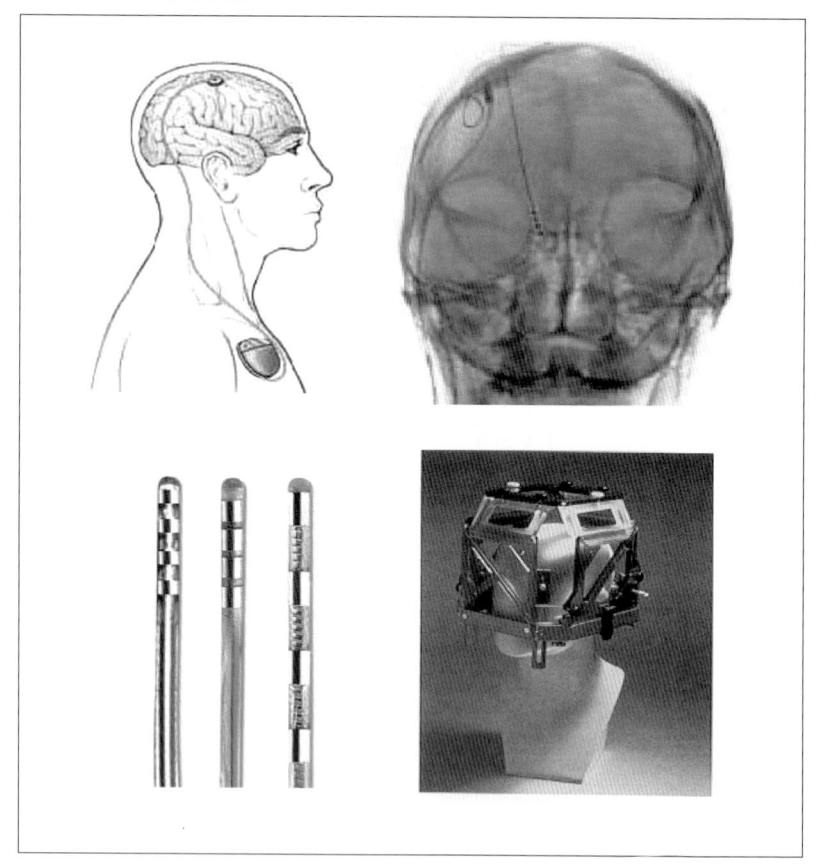

図17　脳深部刺激装置（メイヨークリニック）
左上：脳深部に電極およびリードが刺入された模式図。延長コードが皮下を通して鎖骨下に植え込まれた刺激装置に接続されている。
右上：脳深部に植え込まれた電極のX線像。
左下：3種類の直径約1mmの電極先端を示す。それぞれ電極間が0.5mm, 1.5 mm, 4mmからなり, そのいずれかの2極間で刺激する（脊髄刺激の場合と基本的には同じ）。電極はポリウレタンで被覆されている。
右下：電極挿入のための立体頭蓋固定器（stereotactic frame）の一種[15]。

刺激装置は3部分からなる。まず，植え込み用電池(パルスジェネレイター)，電極とリード，延長用皮下導線（エクステンション）である。パルスジェネレイターは電気刺激用バッテリーがチタニュームで被われている。電極はプラチナ・イリヂウムで出来ており，ポリウレタンで被覆されている。これらの装置は脊髄刺激用装置の場合と同じである。電極挿入は目的とする部位に脳立体地図（stereotaxic brain atlas）を参考に行う。実際には立体フレームを用い，電極部位の確認にはMRIまたはCTを使用する。刺激効果の確認には患者の訴えを聞きながら行う必要があるので局所麻酔下に行う。電極とジェネレイターを導線（エクステンション）で接続する。パルスジェネレイターは鎖骨下や胸壁，腹部に植え込む（脊髄刺激装置の項参照）。電極植え込み後，パルスジェネレイターやエクステンションの植え込み時には全身麻酔に移ることもある。

電極は症状によっては両側に植え込むこともある[15]。

a．適応と効果

他の方法ではコントロールできない頑固な慢性疼痛，頑固なクラスター頭痛，脳卒中後の頑固な痛みや異常知覚/運動機能障害などの他に，パーキンソン病，本態性振戦，ジストニー，鬱病，などに用いられている[16~21]。その侵襲性に鑑み，他の治療法では困難な症例に限って行うべきであろう。ただ，一部の臨床家によってはその効果がきわめて大きいので，生活のQOLを上げるため，もっと積極的に行うべきとする人々もいる。

b．合併症

四肢・顔面の筋搐搦（twitch），軽度の麻痺，言語障害，姿勢保持障害などが報告されている。合併症の可能性として，脳内出血，痙攣，感染，譫妄，情緒変化，頭のふらつき，不眠，めまい，パニック症状，躁状態，などがある。

長期の合併症につてはこれからの追跡調査が求められる[19]。

B．経頭蓋電気刺激

2003年，Gabisら[11]が従来の電気麻酔や電気睡眠の方法に従い，ただ電流

量を電気麻酔以下に下げて行った方法である。3 週間後の結果では擬似刺激群との間に有意な疼痛の緩和が得られた[12]。

本方法は従来の電気麻酔の変法と言えよう。電流量を下げ，電気刺激による痛みを避けた点にポイントがある。経皮的末梢神経刺激と同様に侵襲が少ないのでこれからの臨床研究の結果が注目される。

ラットにおける研究では，電流量 2.5 mA，刺激頻度 40～60 程度であるので，電流量の多くは頭皮の末梢神経を刺激している可能性もある（電気麻酔の項参照）[13,14]。

C．経頭蓋磁気刺激

健康成人において，経頭蓋的に 10 Hz で磁気刺激を大脳皮質運動野あるいは後外側前頭前野に与えると対側下肢と両側上肢の痛み閾値が上がり，その効果は少なくとも 1 時間持続することが知られている[22]。同様に，健康成人で経頭蓋的に大脳皮質第 2 次体性感覚野（S2）に磁気刺激を与えると他の部位の刺激より最も疼痛閾値の上昇が得られたとの報告もある[23]。磁気刺激はプラシーボ効果でないことも解かっている[24]。S2 は第 1 次体性感覚野（S1）や島皮質（insular cortex：IC），前帯状皮質（anterior cingulate cortex：ACC），前頭前野（prefrontal cortex：PFC）などと共に，"pain matrix" と総称され，Melzack らが分類した疼痛の 3 要素をそれぞれ担う形で，全体として疼痛という情動を成立させると考えられる[25]。

他の方法では十分な効果の得られない神経因性疼痛，線維筋痛症，内臓痛などに応用されている。Leung ら[26]の多施設における分析では，最も三叉神経痛に効果があり，次に脳卒中後の中枢性疼痛，脊髄性疼痛，根性疼痛，末梢神経性疼痛の順に効果があるようである。また，長期的な応用を目的に頭蓋下硬膜外腔に植え込みを行っている施設もある[27]。

D．下行性抑制系（経皮的末梢神経刺激鎮痛，脊髄刺激鎮痛も参照）

（1）下行性疼痛抑制系の解剖と生理

a．大脳皮質（Cortex）

痛みは中心溝の直後の大脳皮質第1次感覚野（図18, ＳⅠ）で感じとり第2次感覚野（ＳⅡ）で制御していると考えられている。痛みの情動を起こすのは，扁桃体が中心的な役割を担っていると考えられるが，そのほかに，大脳皮質の内側の帯状回も重要な役割を果たしている（前頁参照）。帯状回は，扁桃体と同様，大脳辺縁系に位置する。帯状回はいくつの領域に区分されて，異なる機能をもっているが，特に痛みの感情に関係するのは，前部帯状回吻腹側部である。

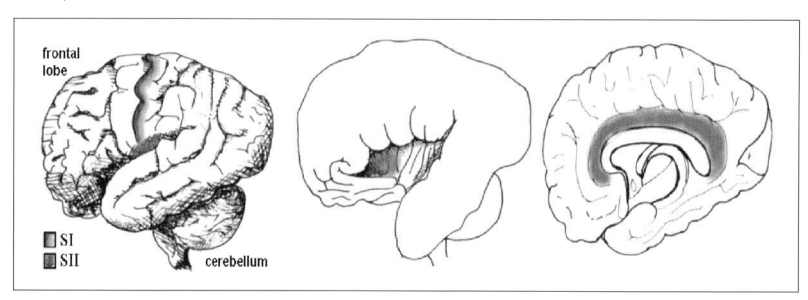

図18　左：大脳皮質第1次感覚野と第2次感覚野を示す。中央：第2次感覚野を内側から見た図。右：帯状回（吻側部が特に痛みに関係すると言われている）。

b．視床（Thalamus）

痛みの神経機構に関係するのは視床の特に視床内側核群である（図19）。視床外側核群が知覚としての痛み感覚の弁別を担うのに対し，内側核群は痛みの情緒的な内容を受け取り，また大脳辺縁系に投射する。

c．中脳（Midbrain）

中脳はもっとも痛みに関連する部位である（図20）。その機構は情緒的な痛み感覚と関連し，脳幹の網様体に結合する。痛みの下向性抑制に関連する重要な部位は中脳水道周囲灰白質（peri-aqueductal grey matter；PAG），上

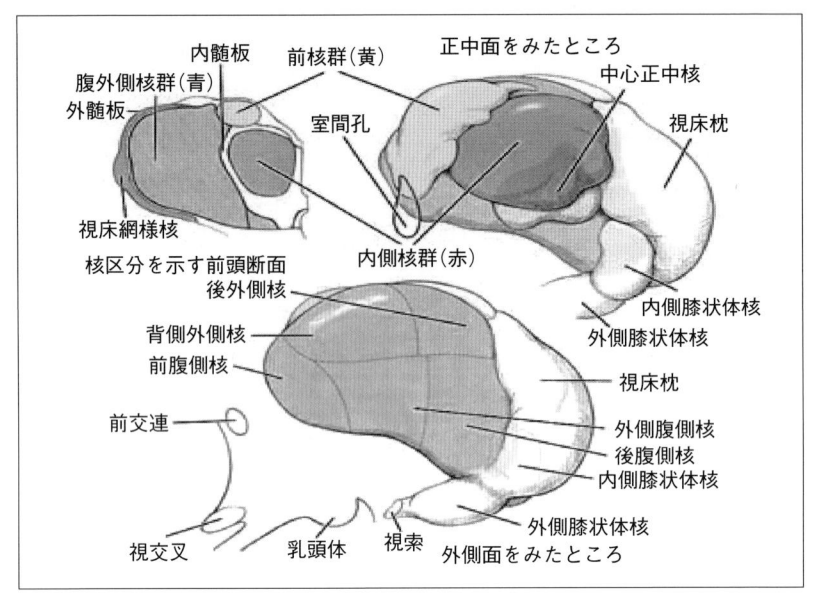

図 19　視床の内側核群と外側核群模式図

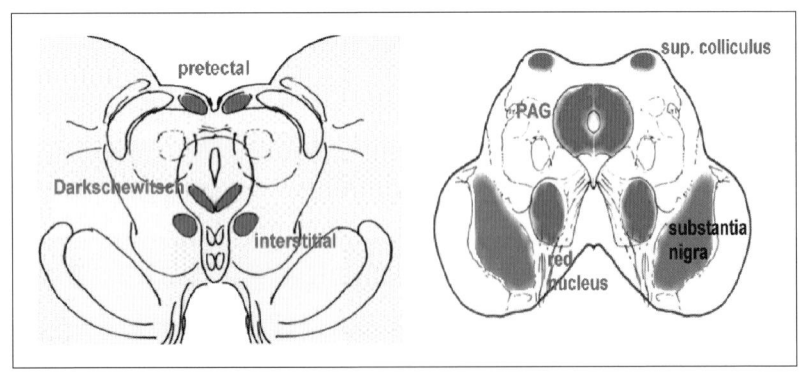

図 20　下向性抑制に関わる中脳の核群（断面模式図）。左：中脳吻側部　右：中脳尾部

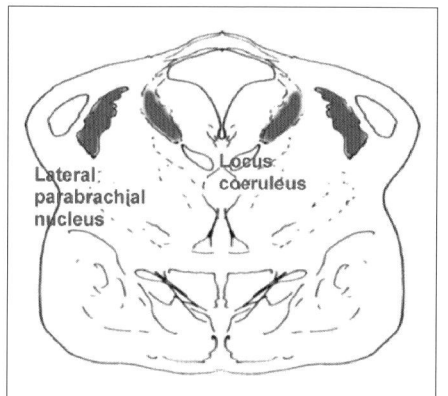

図21　下向性抑制に関わる橋の核群（断面模式図）

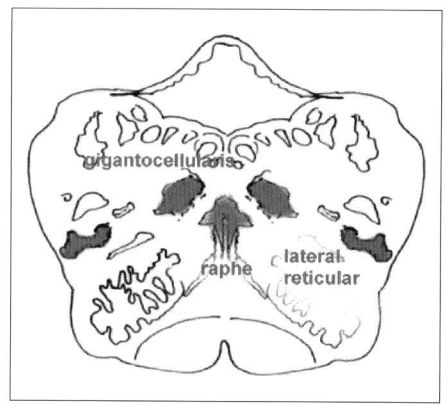

図22　下向性抑制に関わる延髄の核（断面模式図）

丘深部（deep layers of the superior colliculus），赤核（red nuceus），視蓋前核（pretectal nucleus），Darkschewitsh核，Cajalの介在核（interstitial nucleus of Cajal），上丘間核（intercolluculs nucleus），楔状核（cuneiform nucleus），Edinger-Westphal核（動眼神経核群の小型細胞集団からなる副交感性核であるが，同時に下位脳幹や脊髄にも投射する）．

d．橋（Pons）

橋の中で最も重要な核はおそらく青斑核（locus coeruleus）であろう．この膠質のノルアドレナリン含有ニューロンは脳幹に広く線維を送り，脊髄に投射する脳幹の核群を制御している．他に，上向性脊髄網様体路からの線維を受ける結合腕傍核（傍小脳脚核）（parabrachial nuclei）などがある（図21）．

e．延髄

延髄において下向性抑制に関わる重要な核は縫線核（raphe nucleus），延髄の巨細胞性網様核（nucleus gigantocellularis），外側網様核（lateral reticular nucleus），などである（図22）．

f．脊髄

脊髄における下向性の抑制については脊髄刺激鎮痛の項参照．

（2）下向性疼痛抑制系の薬理

末梢からの痛み情報を上向性に大脳皮質感覚領や大脳辺縁系に送る始発路としての脊髄後角ニューロンあるいは三叉神経脊髄路核ニューロンは**図23**の模式図にあるように脊髄より上位の中枢核から下向性に制御を受けている。そこにはいくつかの神経伝達物質や神経修飾物質が関与している。

たとえば，青斑核（LC）ノルアドレナリンニューロン（NA）から脊髄後角ニューロンに対しては，主として同側の脊髄腹外側路を介してNAが抑制性

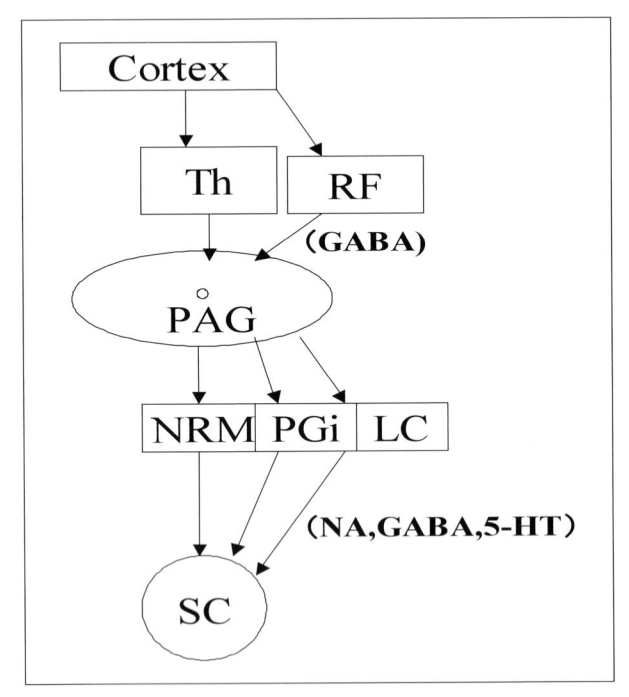

図23 内因性疼痛抑制系の模式図
Cortex：大脳皮質，Th（Thalamus）：視床，RF（Reticular Formation）：網様体，PAG（Peri-aqueductal Grey Matter）：中脳水道周囲灰白質，NRM（Nucleus Raphe Magnus/Dorsal Raphe Nucleus；DRN）：大縫線核，PGi（Nucleus Paragigantocellularis）：傍巨大細胞核，LC（Locus Coeruleus/Subcoeruleus）：青斑核

の伝達物質として作用しているのみならず，ガンマアミノ酪酸（GABA）やセロトニン（5-HT）が関与している。また，下行路や伝達物質には動物間差がかなりあるようである。

大脳皮質，視床，中脳水道周囲灰白質（PAG），脳室周囲灰白質などを電気刺激して鎮痛が得られるのはこれら疼痛抑制系の神経伝達物質や伝達修飾物質が関与していると考えられる。

（3）内因性下行性疼痛抑制系の神経伝達物質と受容体
a．セロトニン（5-HT）系

セロトニン含有細胞は大縫線核（NRM）に存在し，PAGの背側核から線維を受け，脊髄の後外側索（DLF）に下行性の線維を送る。

5-HT生成のブロッカーであるp-chlorphenyalanineを投与すると刺激鎮痛が現れないことから5-HTが下行性抑制系の伝達物質として関与していることは従来からよく知られている。またNRMを破壊するとPAG刺激による鎮痛効果やモルヒネによる鎮痛が表れない[28]。モルヒネを全身投与すると脊髄の5-HTの濃度を高めること，また抗鬱薬を投与するとモルヒネの効果を増強することなどが知られている[28]。

単一細胞レベルでは，5-HTは脊髄後角では概して抑制性伝達物質と考えられている。5-HTの抑制性効果の50〜60％は5-HT_{1A}受容体を介しており5-HT_{1B}，5-HT_1受容体も一部関与しているらしい[29]。ただ，これら5-HTの作用は間接的でNAニューロンやGABAニューロンを介してる可能性もある。また，末梢の痛みの性質や刺激頻度によっても5-HT受容体が違う可能性もある[30]。

b．ノルアドレナリン系（NA系）

NAは刺激鎮痛やオピオイド鎮痛に関わっていることや，これら鎮痛効果が下行性抑制を介していることは明らかである。しかし，脊髄にはNAニューロンは存在せず，NAニューロンターミナルは主としてⅠ，Ⅱ層に集中している。ラットでNAを直接脊髄クモ膜下に投与すると鎮痛効果が現れ，その効果はフェントラミンで拮抗される。またフェントラミンは刺激鎮痛効果をブロックする。

ただフェントラミンは非選択的 α 受容体ブロッカーである。α_2 受容体の選択的ブロッカーである yohimbine がより強力にブロックすることが知られている。ラットでは，その中でも α_2D サブタイプが鎮痛効果に最も関与しているらしい[31]。α_2 受容体はシナプス前にもシナプス後にも存在するが，そのうちシナプス後受容体がより重要のようである。

脊髄の細胞レベルでは痛みを伝えるニューロンに対し NA は概して抑制性の伝達物質であるが，細胞によってその効果は複雑である。おそらく，NA は 5-HT のアゴニストとして作用しているのであろう[32]。

c．オピオイド

オピオイドは上向性にも下向性にも痛みの制御に関わっている。上向性制御には 3 つの受容体（μ, δ, κ）がすべて関わっているようである。下向性制御には主として μ, κ 受容体が関わっていることが報告されている。μ 受容体は PAG，DRN，NRN（図 23 参照）に多く存在し，特に LC に高濃度に存在する。また κ 受容体は PAG，DRN，LC に比較的多くみられる[31]。LC では μ 受容体がカンナビノイド受容体と共存し NA ニューロン活動を制御しているらしい[33]。

PAG や NMR にモルヒネを局所注入すると痛み刺激に対する脊髄後角ニューロンの反応はさまざまである。たとえば，LC にモルヒネを注入すると痛覚刺激に対する後角ニューロン反応は抑えられる。その機序としてモルヒネはオピオイド受容体にアゴニストとして作用するのみならず α_2 受容体をブロックしている可能性もある。

d．ガンマアミノ酪酸 (GABA)

GABA は中枢神経における抑制性伝達物質の約 8 割を占める。PAG に入る神経線維の終末の約 40% は GABA 作動性（GABAergic）であり，PAG から NMR に投射するニューロンの 50% はやはり GABA を含有する。このことは NMR は GABA によって制御されていることを示唆している[31]。$GABA_B$ 受容体のアゴニスト baclofen をラットに静注すると鎮痛効果が表れる[34]。一方，$GABA_A$ 受容体のアゴニストを PAG または NMR に注入すると痛みを増強し，$GABA_A$ 受容体のアンタゴニストを注入すると鎮痛効果が生じる。脊髄刺激による下向性抑制の賦活にはセロトニンが関与していること

はよく知られているが，その抑制効果には一部 GABA も関与していると考えられている[35]。

e．アセチルコリン

アセチルコリンは末梢神経系，中枢神経系において興奮性の伝達物質である。

ニコチンはニコチン性アセチルコリン受容体に作用してヒトでも動物でも軽度の鎮痛効果があることは従来から知られている。脳橋被蓋核や NMR にニコチンを注入すると鎮痛効果が表れ，ムスカリンアンタゴニスト（pirenzipine など）を静注するとその効果が拮抗される。またカルバコール（carbacol）（ムスカリン受容体およびニコチン受容体アゴニスト）を DRN に注入すると強力な鎮痛効果が表れる。しかし，DRN にはコリン作動性ニューロンや線維終末は確認されていない[36]。

ラットでは脳脚橋被蓋核（PPTg）電気刺激によって得られる鎮痛効果は，ムスカリン受容体と α_1 受容体が主として関わっているようである[37]。

f．グルタミン酸と可塑性変化

慢性疼痛疾患では末梢のみならず中枢神経系において可塑性変化が生じている事実があるので[38,39]，刺激鎮痛療法は臨床的に長期にわたって行う必要があることを示唆している。

シナプスの可塑性には興奮性伝達物質であるグルタミン酸が関わっていることはよく知られており，慢性疼痛における過敏化（sensitization）には大脳皮質の前帯状回における長期増強が見られる[40]。その受容体の中，NMDA（N-methyl-D-aspartate）受容体がその学習や慢性疼痛に関連しており[41]，その受容体のサブユニットの一つ NR2B のポジティヴフィードバックが大脳皮質の感受性増加（つまり痛みに敏感になる）に関わっており，学習や記憶とは関わっていないことが，最近の研究で示唆されている[42,43]。

また，一酸化窒素（NO）は血管平滑筋を弛緩する物質として知られているが，中枢神経内では，この物質は NMDA 受容体が興奮する際に発生し，長期増強（long term potentiation，LTP）を起こし，痛みの過敏化に関与している[44]。

例えば，繰り返しハリ刺激を行うと脊髄 NMDA 受容体のリン酸化をブ

ロックし慢性痛を抑制するとの報告がある[45]。中枢神経の繰り返し電気刺激による鎮痛発生の過程においても同様な機序が働いている可能性がある。

文献

1) Reynolds DV: Surgery in the rat during electrical analgesia induced by focal brain stimulation. Science. 1969; **164**: 444-445.
2) Shimoji K, Asai A, Toei M: [Clinical application of electroanesthesia. 1. Method]. Masui. 1969; **18**: 1479-1485.
3) Shimoji K, Higashi H, Terasaki H: Physiologic changes associated with clinical electroanesthesia. Anesth Analg. 1971; **50**: 490-497.
4) Higashi H, Shimoji T, Terasaki H: [Clinical application of electroanesthesia. 8. Blood chemical changes during electroanesthesia] Masui. 1971; **20**: 477-481.
5) Mayer DJ, Wolfle TL, Akil H: Analgesia from electrical stimulation in the brainstem of the rat. Science. 1971; **174**: 1351-1354.
6) Hosobuchi Y, Adams JE, Rutkin B: Chronic thalamic stimulation for the control of facial anesthesia dolorosa. Arch Neurol. 1973; **29**: 158-161.
7) Hughes J, Smith TW, Kosterlitz HW: Identification of two related pentapeptides from the brain with potent opiate agonist activity. Nature. 1975; **258**: 577-580.
8) Noguchi R, Hamada C, Shimoji K: PAG stimulation does not affect primary antibody responses in rats. Pain. 1987; **29**: 387-392.
9) Tsubokawa T, Katayama Y, Yamamoto T: Treatment of thalamic pain by chronic motor cortex stimulation. Pacing Clin Electrophysiol. 1991; **14**: 131-134.
10) Cioni B, Meglio M, Perotti V: Neurophysiological aspects of chronic motor cortex stimulation. Neurophysiol Clin. 2007; **37**: 441-447.
11) Gabis L, Shklar B, Geva D: Immediate influence of transcranial electrostimulation on pain and beta-endorphin blood levels: an active placebo-controlled study. Am J Phys Med Rehabil. 2003; **82**: 81-85.
12) Gabis L, Shklar B, Baruch YK: Pain reduction using transcranial electrostimulation: a double blind "active placebo" controlled trial. J Rehabil Med. 2009; **41**: 256-261.
13) Nekhendzy V, Fender CP, Davies MF: The antinociceptive effect of transcranial electrostimulation with combined direct and alternating current in freely moving rats. Anesth Analg. 2004; **98**: 730-737
14) Nekhendzy V, Davies MF, Lemmens HJ: The role of the craniospinal nerves in mediating the antinociceptive effect of transcranial electrostimulation in the rat. Anesth Analg. 2006; **102**: 1775-1780.

15) Mayo Clinic Proceedings Reviews Deep Brain Stimulation to Treat Psychiatric Diseases, Monday, June 29, 2009
16) Prévinaire JG, Nguyen JP, Perrouin-Verbe B：Chronic neuropathic pain in spinal cord injury：efficiency of deep brain and motor cortex stimulation therapies for neuropathic pain in spinal cord injury patients. Ann Phys Rehabil Med. 2009；**52**：188-193.
17) Pickering AE, Thornton SR, Love-Jones SJ：Analgesia in conjunction with normalisation of thermal sensation following deep brain stimulation for central post-stroke pain. Pain. 2009；**147**：299-304
18) Katayama Y, Kano T, Kobayashi K：Feed-forward control of post-stroke movement disorders by on-demand type stimulation of the thalamus and motor cortex. Acta Neurochir Suppl. 2006；**99**：21-23.
19) Israël M, Steiger H, Kolivakis T：Deep Brain Stimulation in the Subgenual Cingulate Cortex for an Intractable Eating Disorder. Biol Psychiatry. 2009；in press
20) Hauptman JS, DeSalles AA, Espinoza R：Potential surgical targets for deep brain stimulation in treatment-resistant depression. Neurosurg Focus. 2008；**25**：E3.
21) Giacobbe P, Mayberg HS, Lozano AM：Treatment resistant depression as a failure of brain homeostatic mechanisms：implications for deep brain stimulation. Exp Neurol. 2009；**219**：44-52
22) Nahmias F, Debes C, de Andrade DC：Diffuse analgesic effects of unilateral repetitive transcranial magnetic stimulation（rTMS）in healthy volunteers. Pain. 2009；**147**：224-232
23) Valmunen T, Pertovaara A, Taiminen T：Modulation of facial sensitivity by navigated rTMS in healthy subjects. Pain. 2009；**142**：149-158
24) Krummenacher P, Candia V, Folkers G：Prefrontal cortex modulates placebo analgesia. Pain. 2009, ahead of print
25) 倉田二郎：疼痛研究と慢性疼痛治療における fMRI の役割．ペインクリニック 2005；**26**：15-23.
26) Leung A, Donohue M, Xu R, et al André-Obadia N, Rollnik J, Wallace M, Chen R：rTMS for suppressing neuropathic pain：a meta-analysis. J Pain. 2009；**10**：1205-1216
27) Lefaucheur JP：Use of repetitive transcranial magnetic stimulation in pain relief. Expert Rev Neurother. 2008；**8**：799-808
28) Puig S, Rivot JP, Besson JM：Effect of RU 24969 on 5-HT metabolism in the medullary dorsal horn as studied by in vivo voltammetry. Brain Res. 1993；**618**：171-174.
29) Zemlan FP, Murphy AZ, Behbehani MM：5-HT1A receptors mediate the effect of the bulbospinal serotonin system on spinal dorsal horn nociceptive neurons.

Pharmacology 1994 ; **48** : 1-10.
30) Radhakrishnan R, King EW, Dickman JK : Spinal 5-HT (2) and 5-HT (3) receptors mediate low, but not high, frequency TENS-induced antihyperalgesia in rats. Pain 2003 ; **105** : 205-213.
31) Stamford JA : Descending control of pain. Brit J Anaesth 1995 ; **75** : 217-227
32) Danzebrink RM, Gebhart GF : Intrathecal coadministration of clonidine with serotonin receptor agonists produces supra-additive visceral antinociception in the rat. Brain Res 1991 ; **555** : 35-42.
33) Scavone JL, Mackie K, Van Bockstaele EJ : Characterization of cannabinoid-1 receptors in the locus coeruleus : Relationship with mu-opioid receptors. Brain Res. 2009 ; ahead of print
34) Brusberg M, Ravnefjord A, Martinsson R : The GABA(B) receptor agonist, baclofen, and the positive allosteric modulator, CGP7930, inhibit visceral pain-related responses to colorectal distension in rats. Neuropharmacology. 2009 ; **56** : 362-367
35) Song Z, Ultenius C, Meyerson BA : Pain relief by spinal cord stimulation involves serotonergic mechanisms : an experimental study in a rat model of mononeuropathy. Pain. 2009 ; **147** : 241-248
36) Feuerbach D, Lingenhoehl K, Olpe HR : The selective nicotinic acetylcholine receptor alpha7 agonist JN403 is active in animal models of cognition, sensory gating, epilepsy and pain. Neuropharmacology 2009 ; **56** : 254-263
37) Dias QM, Crespilho SF, Silveira JW : Muscarinic and alpha (1)-adrenergic mechanisms contribute to the spinal mediation of stimulation-induced antinociception from the pedunculopontine tegmental nucleus in the rat. Pharmacol Biochem Behav. 2009 ; **92** : 488-494
38) Basbaum AI, Bautista DM, Scherrer G : Cellular and molecular mechanisms of pain. Cell. 2009 ; **139** : 267-284.
39) Latremoliere A, Woolf CJ : Central sensitization : a generator of pain hypersensitivity by central neural plasticity. J Pain. 2009 ; **10** : 895-926.
40) Zhuo M : A synaptic model for pain : long-term potentiation in the anterior cingulate cortex. Mol Cells. 2007 ; **23** : 259-271.
41) Yamakura T, Shimoji K : Subunit- and site-specific pharmacology of the NMDA receptor channel. Prog Neurobiol. 1999 ; **59** : 279-298.
42) Shyu BC, Vogt BA : Short-term synaptic plasticity in the nociceptive thalamic-anterior cingulate pathway. Mol Pain. 2009 ; **5** : 51.
43) Zhuo M : Plasticity of NMDA receptor NR2B subunit in memory and chronic pain. Mol Brain. 2009 ; **2** : 4.
44) Freire MA, Guimarães JS, Leal WG : Pain modulation by nitric oxide in the spinal cord. Front Neurosci. 2009 ; **3** : 175-181.

45) Tian SL, Wang XY, Ding GH：Repeated electro-acupuncture attenuates chronic visceral hypersensitivity and spinal cord NMDA receptor phosphorylation in a rat irritable bowel syndrome model. Life Sci. 2008；**83**：356-363.

〔下地恒毅〕

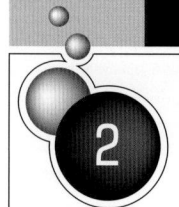

III. 脳刺激鎮痛

2 反復的経頭蓋磁気刺激

　強力な磁気を発生させることにより渦電流が生じる（電磁誘導）。この渦電流によって神経を刺激できることは19世紀より報告されていた。Barkerらは経頭蓋的に電磁誘導により大脳皮質の刺激を行い（transcranial magnetic stimulation；TMS）筋電計を用いて運動誘発電位（motor evoked potential；MEP）を記録した。飛田らは同刺激による脊髄電位を記録している。電気刺激は頭蓋骨を通過する前に表面滑走するが，磁気は頭蓋骨にはほとんど影響されない。

　単発的な刺激（single pulse TMS；sTMS）では神経活動の観察が可能である。特に，脳波や functional MRI などと組み合わせると脳病変の局在の検索に役立つ。一方，これを頻回に繰り返すと（repetitive TMS；rTMS）持続性のある刺激効果が得られる。rTMS により，長期増強（long term potentiation；LTP）や長期抑制（long term depression；LTD）が起こると考えられている。

　rTMS により脳を刺激すると脳神経細胞の活動性が賦活されると考えられ，脳梗塞，失語症，パーキンソン病，筋萎縮性側索硬化症，各種の精神疾患などに応用されている。最近では慢性疼痛にも効果があるとされ，盛んに用いられるようになった[1]。

　方法は簡単で,疼痛部位に相当する一次運動野（感覚野では効果がない）に電磁誘導コイルを当て，5〜10 Hz で 1,500 pulse の刺激を行う。鎮痛の作用機序は明らかではないが，脳内のカテコラミンやセロトニンが増加して下降性疼痛抑制系に働くと考えられている。電磁誘導コイルには円形，8の字形，山形などのコイルがあるが，8の字形コイルが一般的に使用されている（**図24**）。

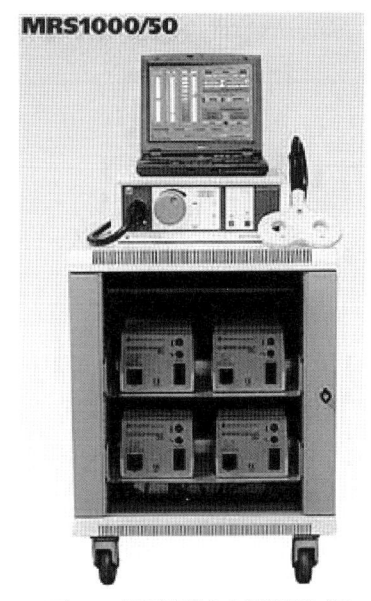

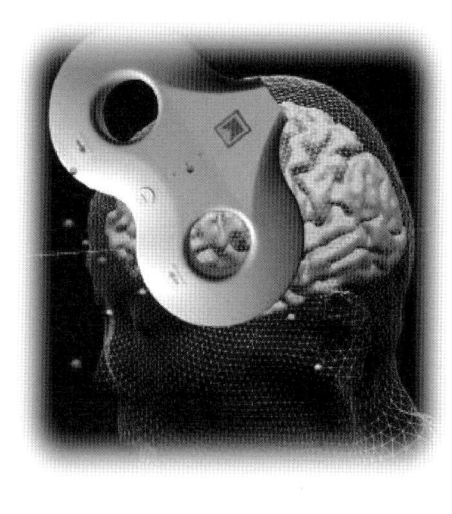

図24 経頭蓋磁気刺激装置（Magstim Rapid, MRS 1000™）（左）と8字形コイル（右）。

　TMSを施行すると不快な感覚がおこる。第一に，コイルに瞬間的な電流が流れる際に大きなクリック音がすることである。次に，刺激された神経や筋肉に痛みを感じる。また，後頭部を刺激すると閃光を感じる。これらの異常感覚は侵害性ではないが，患者には不快に感じる。

　副作用としては，痙攣（てんかん）発作の誘発が懸念されるが発生頻度は少ない。しかし，痙攣発作を繰り返す患者では行わない方が良いと思われる。また，妊婦，小児には安全性はいまだ確立されていない。強力な磁気を発生するので，体内に磁性体金属が入っている患者や心臓ペースメーカーなどの電子機器が植え込まれている患者では注意を要する。

参考文献

1) 斎藤洋一：反復的経頭蓋磁気刺激．ペインクリニック 2009；**30**：175-184.

（相田純久）

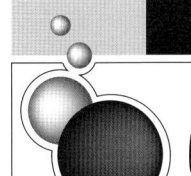

IV. はり刺激鎮痛

はり刺激鎮痛

　はり治療は中国や本邦などで古くから伝わる経穴に鍼を刺入し，これらを手技，灸，電気などで刺激し治療を行う方法である。経皮的に電気刺激をするという意味においては経皮的神経刺激鎮痛と同様の治療とも考えられ，少なくとも除痛機序の一部は重複していると思われる。しかしながら鍼灸の世界では，電気は必ずしも使用しなくても治療効果はあるとされており，鍼を刺入する際に得るべきとされる得気（主として経絡にそってひびく感触）の意義や鍼灸治療で使われる経穴や経絡についても考察すべきであろう。

　得気は経絡を伝達する感覚であるが，通常の神経伝達速度よりははるかに遅く 1～10 cm/秒程度であるとされる[1]。得気は解剖学的神経支配に沿って伝わるわけではないこともわかっているが，一方で Aδ 線維や C 線維が必要であることも示唆されている[2]。したがって末梢での現象に思えるが一方，四肢切断患者の幻肢にも生じ得ることが知られており，中枢神経系の関与も考えられる[3]。

　一方，経絡とは解剖学的にどのような意義があるかの検索も行われている。経穴にテクネシウムを注入して，それが経絡に沿って 3～5 cm/分程度の速度で移動することが証明されており[4]，経絡が何らかの解剖学的経路であることが推察される。また経絡に沿って通電すると，経絡以外の場所に比べ電気的抵抗が低くなることもわかっており[5]，経絡の特徴の一つと言える。しかしながら，経絡や経穴を解剖学的，あるいは生理学的に一元的に説明することは現在でも困難であり，これらを用いる鍼治療特有の除痛メカニズムも明らかではない。ただし TENS と同様，鍼治療によって生じる神経生理学的現象はある程度解明されており，これを除痛効果と関連づける研究は散見

される。

1980年までには，電気鍼治療によって内因性オピオイドの活性化が生じることがわかっていた[6]。その後セロトニン，ノルエピネフリン，サブスタンスP，GABA（γaminobutyric acid），ドパミン，ACTHなどの神経伝達物質も鍼治療による除痛に関係するということが明らかとなった[7]。現在では，電気刺激の方法によって，除痛メカニズムも異なると言われている。すなわち，内因性オピオイドを活性化する低頻度強刺激法と，モノアミン系の関与する高頻度弱刺激法である。前者は効果発現が比較的遅く，刺激が終了した後も効果が持続し，治療を反復することによって蓄積効果があるという特徴がある。刺激周波数は2-4 Hz，刺激強度は10 mAかそれ以上で，手技による鍼刺激と同様の効果を挙げられると言われる[8]。一方後者の場合，効果発現は早いが刺激終了すると効果も失われ，治療反復による蓄積効果がないという特徴がある。セロトニンやノルエピネフリンなどのモノアミン系神経伝達物質だけでなく，ダイノルフィンも関与していると言われている[9]。

電気鍼治療によるもう一つの除痛メカニズムとして，diffuse noxious inhibitory control（DNIC）systemの活性化がLeBarsによって提唱されている[10]。DNICは痛みとは別の刺激によって除痛が得られる仕組みであり，その意味では上述の下行性疼痛抑制経路と似ているが，痛む場所とはまったく別の場所に刺激を加えても生ずる現象である点が特徴的である。除痛メカニズムは脊髄を上行あるいは下行するループが複雑に組み合わさったものであり，脊髄視床路ではなく脳幹や脊髄網様体が関与していると言われている。この考え方は，痛む場所から遠く離れた経穴や経絡を刺激して痛みを治療する鍼治療をある程度説明するかもしれない。

A．方法，手技，適応

上述したように，はり刺激鎮痛の除痛機序には末梢神経刺激自体によるもの（西洋医学的，あるいは生理解剖学的メカニズム）と経絡や経穴への刺激によるもの（東洋医学的なメカニズム）が考えられるため，その方法も他の刺激鎮痛法とは多少異なった趣のものが存在する。本稿では他の刺激鎮痛法

との比較がしやすく，平易に行えるものとして電気刺激を用いた方法を幾つか紹介する．電気刺激は2箇所の経穴に刺入した鍼にクリップを装着し，その間に電流を流す方法が一般的である．電気刺激の手技は基本的に経皮的電気刺激と同様であるが，上述のように低周波刺激（2-4 Hz）と高周波刺激（100-200 Hz）では除痛機序が異なると考えられるので，疾患によって使い分ける必要があろう．なお経絡，経穴の走行，意義など，鍼灸に関する基本的事項については本稿では記述しきれない部分があるので，正書を参照していただきたい[11,12]．また以下に示す経穴名は日本語表記をWHO表記で併記してある．

（1）経皮的鍼電気刺激法

Percutaneous electrical nerve stimulation（PENS）と呼ばれ，Craigら[13]が初期に提唱したこともあってCraig PENS techniqueとも言われている．Craigらは腰痛[13]，坐骨神経痛[14]，帯状疱疹痛，糖尿病性神経症などで除痛効果があるとしているが，神経解剖を意識した手法であるので，実際には頸椎以下の神経支配領域にあるどの痛みにも用いてよい方法である．痛みのある領域の脊髄支配を意識し，当該レベルの脊椎周囲に置鍼した中枢モード（central mode）と局所末梢に置鍼した末梢モード（peripheral mode）から成る．たとえば上肢の痛みであれば中枢モードはC1，C3，C5，C7，Th2レベルの膀胱経背2行線上（棘突起の側方約2横指）の経穴あるいは華佗侠脊穴（棘突起の側方約0.5横指）に取穴し（両側），それらを囲むようにクリップをつないで低周波電気刺激を行う．末梢モードは痛みのある領域の経絡あるいは脊髄神経支配に沿って圧痛のある部位に取穴する．大部分の場合は経穴に圧痛がある（たとえばC6の神経根症であれば大腸経に，C7の神経根症ならば三焦経に沿って圧痛があることが多い）．そして中枢から末梢に向かって電気刺激を中枢モードよりは高い周波数で刺激する．複数個所を電気刺激する場合には，末梢の領域ほど刺激周波数を高くする（30〜150 Hz）．**図25**に頸椎症による上肢痛の治療例を示す．

　下肢の痛みも同様に中枢モードと末梢モードを作成する．中枢モードはTh11，L1，L3，L5，S2レベルの膀胱経背2行線上（棘突起の側方約2横指）

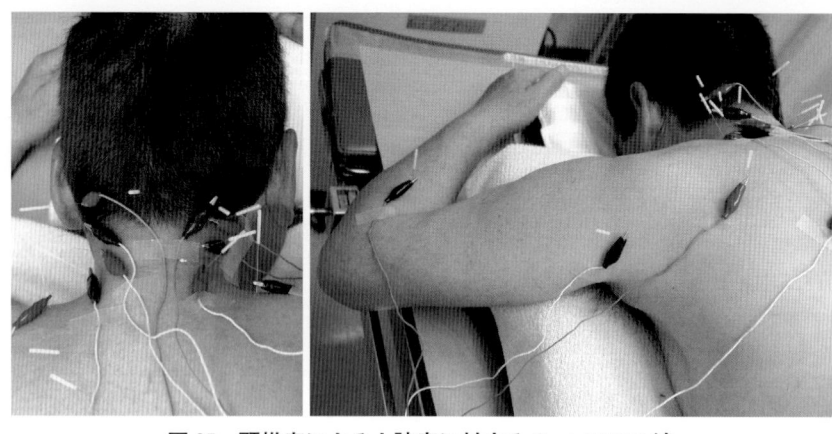

図25 頸椎症による上肢痛に対する CraigPENS 法
(左：中枢モード　右：末梢モード。中枢モードは低周波刺激，末梢モードは高周波刺激をしている)

の経穴あるいは華佗侠脊穴（棘突起の側方約0.5横指）に取穴し（両側），それらを囲むようにクリップをつないで低周波電気刺激を行う。末梢モードも上肢痛の場合と同様，痛みのある領域の経絡あるいは脊髄神経支配に沿って圧痛のある部位に取穴する。この場合もたとえばL5の神経根症であれば胆経，S1の神経根症であれば膀胱経に沿った圧痛がしばしばみられる。電気刺激の原則も同様に中枢モードは低周波刺激（1-4 Hz），末梢モードは高周波刺激を行う。図26に腰部脊柱管狭窄症による坐骨神経痛の治療例を示す。

体幹の痛みは肋間神経痛として治療が行われる。中枢モードは上述と同様であるが，末梢モードは肋間神経の走行に沿った取穴が行われ，この場合は経絡や経穴との関連はほとんどない。図27に帯状疱疹後神経痛（肋間神経痛）の治療例を示す。

（2）血流障害や糖尿病性神経症による下肢痛に対するはり刺激鎮痛

Ericksonによって提唱されたものである[15]。主な取穴部位は三陰交（SP6），陰稜泉（SP9），足三里（ST36）であり，陰稜泉と三陰交の間を高周波（150 Hz）で電気刺激する。その他に局所穴として京骨（BL64），束骨

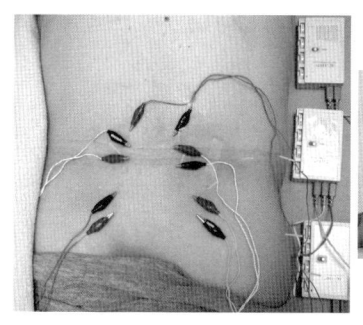

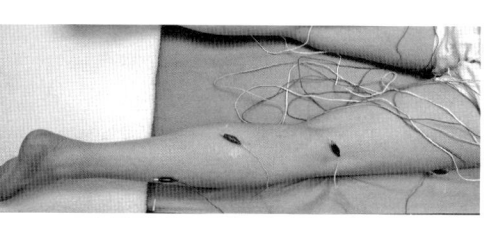

図 26 腰部脊柱管狭窄症による坐骨神経痛に対する CraigPENS 法
（左：中枢モード　右：末梢モード。中枢モードは低周波刺激，末梢モードは高周波刺激をしている。末梢モードのうち下肢後面は膀胱経，下肢外側面は胆経に経穴が取穴されている）

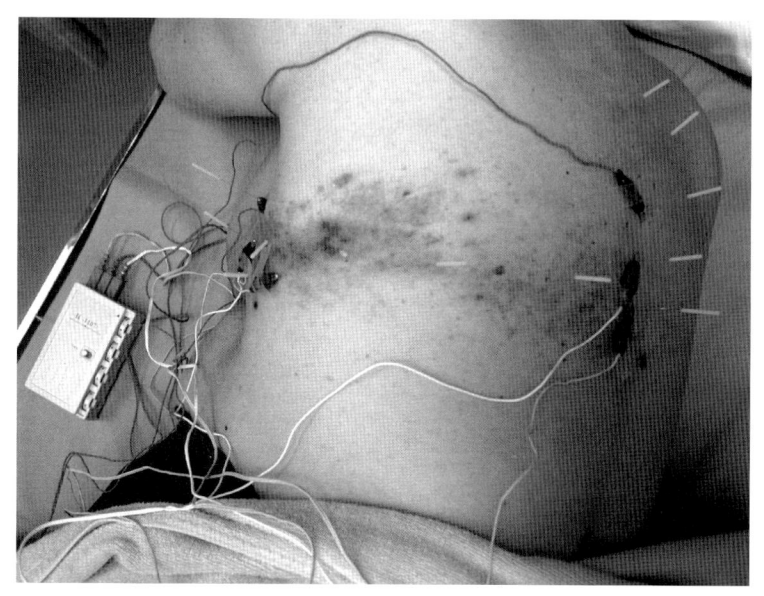

図 27 帯状疱疹後神経痛（肋間神経痛）に対する CraigPENS 法
（脊椎外側は正中より 0.5 寸外側にある華佗夾脊穴，その他は肋間神経の走行に沿って取穴されており，前者と後者の間を低周波電気刺激している）

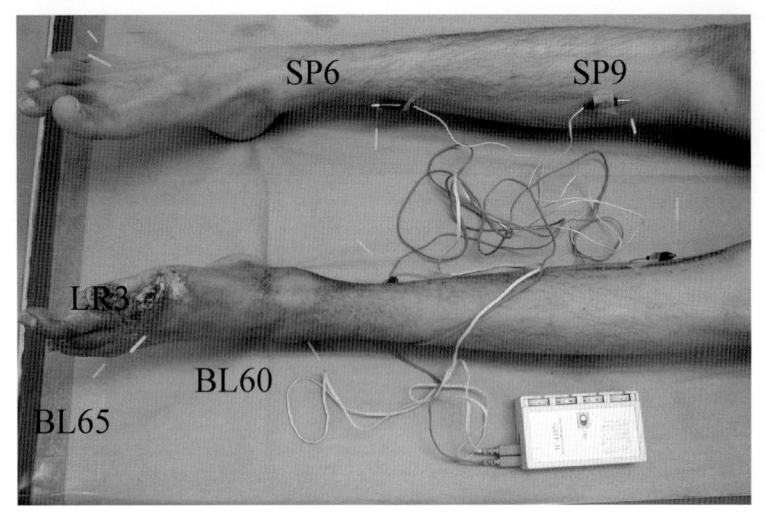

図 28　閉塞性血栓血管炎による足指痛
（三陰交 SP6 と陰稜泉 SP9 の間を高周波刺激している。その他の経穴は局所刺激である）

(BL65), 太衝 (LR3), 行間 (LR2), 大都 (SP2), 太白 (SP3) などが用いられるが, これらは虚血や痛みのある部位であり, 局所刺激による症状改善を目指したものである。図 28 に閉塞性血栓血管炎による足指痛の治療例を示す。

(3) 手根管症候群に対するはり刺激鎮痛

　手根管症候群は正中神経の単発ニューロパチーであるが, 同神経は前腕では心包経の走行とほぼ一致しているため, この経絡上の経穴（たとえば内関 PC6, 大陵 PC7）に取穴する。同時に心包経と表裏関係にある三焦経上にも取穴し（たとえば陽池 TH4, 外関 TH5, 三陽絡 TH8), 心包経上の経穴と三焦経上の経穴の間を電気刺激する。痛みは経絡上の気血の滞りであり, 経絡の走行にそって取穴することによってその滞りを解消すれば除痛になるという, 東洋医学的発想から生まれた方法である。大陵 (PC7), 陽池 (TH4) はそれぞれ心包経, 三焦経の原穴, 内関 (PC6), 外関 (TH5) はそれぞれ各経

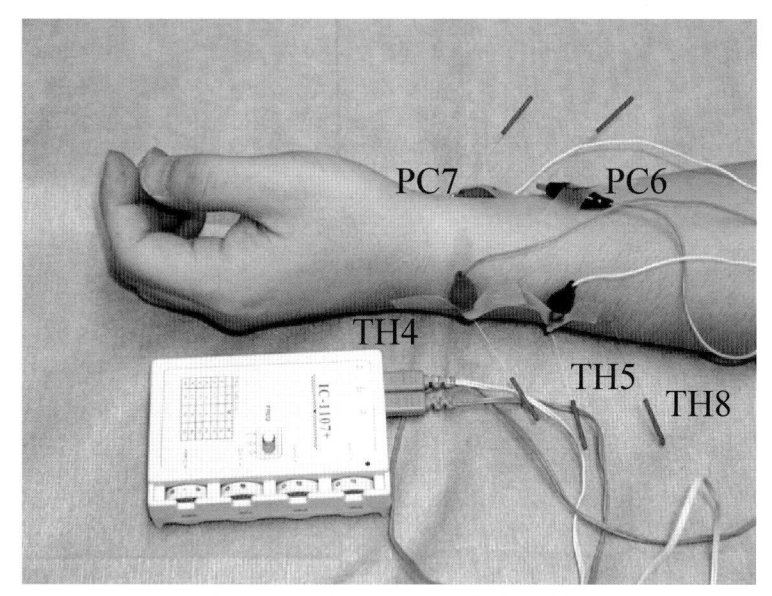

図29 手根管症候群（正中神経障害）
（正中神経に沿った心包経 PC とそれの表裏経である三焦経 TH の代表的な経穴に取穴し，経絡間を交差するように低周波電気刺激をしている）

絡の絡穴となっているが，原穴と絡穴との間には経絡上のシャントがあると言われ，これらの経穴を繋いで電気刺激を行うと気の流れが促進すると言われる。図 29 に治療例を示す。同様の発想でさまざまな末梢の局所痛に治療配穴が可能である。

（4）変形性膝関節症に対するはり刺激鎮痛

単発ニューロパチーと異なり，膝関節には下肢の経絡が複数走行しているので，それらの気血の滞りを解消することが必要となる。したがって (3) よりは治療配穴がやや複雑であるが，発想は同じである。膝関節の場合は胆経─肝経，胃経─脾経の2対の表裏経上の経穴に取穴するのが効果的である。図 30 に治療例を示す。なお図 30 では経絡上（胆経，肝経，胃経，脾経）の経穴の他に，膝眼と呼ばれる局所穴も用いている。

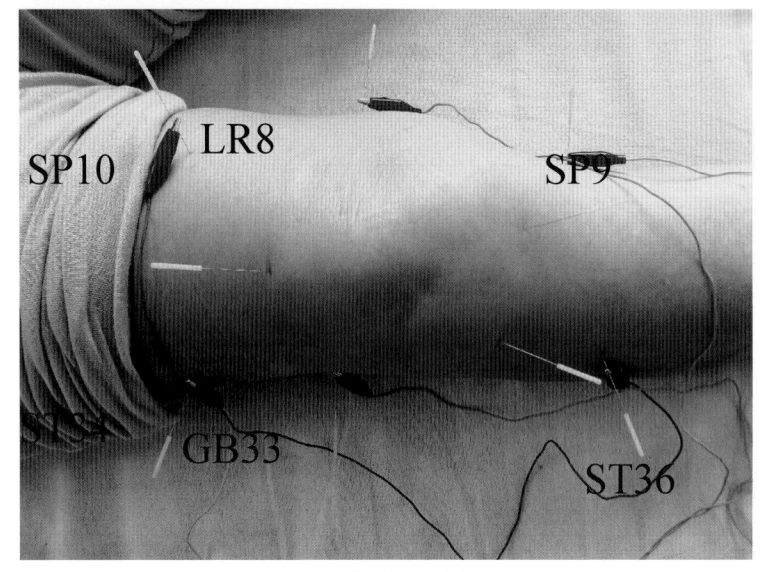

図30 変形性膝関節症
（脾経 SP および肝経 LR とそれぞれの表裏経である胃経 ST と胆経 GB に取穴し，膝をまたぐように低周波電気刺激している．その他に膝蓋骨周囲の膝眼と言われる局所穴3箇所に取穴されている）

B．適応

　WHO は1979年以来鍼灸治療の適応についての見解を発表してきており，現在適応のある痛み疾患は顔面痛，頭痛，膝痛，腰痛，頸部痛，歯痛，肩関節周囲炎，術後痛，慢性関節リウマチ，坐骨神経痛，捻挫，テニス肘などとなっている[16]。上述した方法を応用することによって，これらの大部分の治療が可能であるが，実際には治療家によってさまざまな方法が実践されており，詳細な検討を行うことによって適応が広がることが推測される。
　さらに最近は慢性前立腺炎[17]，三叉神経痛[18]，慢性疲労症候群や線維筋痛症[19]などにも試みられている。

C．合併症

鍼刺入部の痛み，皮下血腫，気胸，鍼アレルギーなどが起こりうるが[20]，総じて合併症の頻度，程度ともに軽度であり，他の治療法に比べて安全であると言えよう。

文　献

1) Eckman P：Acupuncture and science. International Journal of Chinese Medicine 1984；1：3-8.
2) Kendall DE：A scientific model for acupuncture. Part Ⅰ. American Journal of Acupuncture 1989；17：251-268.
3) Bossy J.：Morphological data concerning the acupuncture points and channel network. Acupuncture and Electro-Therapeutics Research 1984；9：79-106.
4) Darras J-C：Nuclear medicine investigation of transmission of acupuncture information. Acupuncture in Medicine 1993；11：22-28.
5) Reichmanis M：Skin conductance variation at acupuncture loci. American Journal of Chinese Medicine 1976；4：69-72.
6) Mayer DJ, Price DD, Rafii A：Antagonism of acupuncture analgesia in man by the narcotic antagonist naloxone. Brain Res 1977；121：368-372.
7) Fishman SM, Carr DB：Basic Mechanisms of Pain. Hospital Practice 1992；15：63-76.
8) Pomeranz, B. Electroacupuncture and transcutaneous electrical nerve stimulation. In：Pomeranz B, Stux G, editors. Basics of Acupuncture. Second Edition. Berlin, Springer-Verlag, 1991, pp 250-260.
9) Han JS：The role of central 5-hydroxytryptamine in acupuncture analgesia. Scientia Sinia 1979；22：91-104.
10) LeBars D, Dickenson AH, Besson JM. Diffuse noxious inhibitory controls. Part Ⅰ：Effects on dorsal horn convergent neurons in the rat. Pain 1979；6：283-304.
11) 木下晴都：臨床経穴図．1970：医道の日本社，横須賀．
12) 日本理療科教員連盟，社団法人東洋療法学校協会編，教科書執筆小委員会著：新版経絡経穴概論．2008：医道の日本社，横須賀．
13) Ghoname EA, Craig WF, White PF, Ahmed HE, Hamza MA, Henderson BN, Gajaraj NH, Huber PJ, Gatchel RJ：Percutaneous electrical nerve stimulation for low back

pain : a randomized crossover study. JAMA. 1999 ; **281** : 818-823.
14) Ghoname EA, White PF, Ahmed HE, Hamza MA, Craig WF, Noe CE. Percutaneous electrical nerve stimulation : an alternative to TENS in the management of sciatica. Pain. 1999 ; **83** : 193-199.
15) Erickson R. J., Edwards B. : Medically unresponsive foot pain treated successfully with acupuncture : clinical observation and one year follow-up in 67 patients. Medical Acupuncture 1997 ; **9** : 20-24.
16) 矢野忠:2鍼灸. 医療従事者のための補完代替医療. 改訂2版. 金芳堂, 京都, 2003: 82-96.
17) Westesson KE, Shoskes DA : Chronic prostatitis/chronic pelvic pain syndrome and pelvic floor spasm : Can we diagnose and treat? Curr Urol Rep. 2010 ; in press.
18) Tian LF : A survey on acupuncture treatment of trigeminal neuralgia. J Tradit Chin Med. 2010 : **30** : 68-76.
19) Porter NS, Jason LA, Boulton A, Bothne N, Coleman B : Alternative medical interventions used in the treatment and management of myalgic encephalomyelitis/chronic fatigue syndrome and fibromyalgia. J Altern Complement Med 2010 ; **16** : 235-249.
20) Melchart D, Weidenhammer W, Streng A, Reitmayr S, Hoppe A, Ernst E, Linde K ; Prospective investigation of adverse effects of acupuncture in 97733 patients. Arch Int Med 2004 ; **164** : 104-105.

〔高橋秀則〕

V. 電気麻酔

電気麻酔

　電気麻酔（electroanesthesia, electric anesthesia；EA）は手術医療時の麻酔を目的に，経皮的頭部通電にて惹起される意識消失を伴う全身麻酔を指す。一般に，意識消失を伴う場合を麻酔（anesthesia），伴わない場合を鎮痛，無痛（analgesia）と区別する。

　電気昏睡（electronarcosis）は，手術医療を目的にしない初期の動物実験段階の研究で同義語として使われた。電気睡眠（electrosleep）は催眠を目的とし，電気麻酔に比べて通電量が遥かに少なく頭皮上の周期的電気刺激を心地よく感じる。主に精神科領域の治療に使われた[1]。修正電気けいれん療法（modified electro convulsive therapy；m-ECT）は，精神疾患や慢性疼痛の治療目的に，全身麻酔導入下に短時間，矩形波高電流を前頭部に通じ痙攣誘発を図る。繰り返し通電治療後，時に一過性の逆行性健忘をみることがある。経頭蓋頭皮刺激（transcranial scalp stimulation）は，上述の電気麻酔ならびに頭部，顔面の経皮的神経電気刺激（transcutaneous electric nerve stimulation；TENS）の意味にも使われる。電気歯科麻酔（electronic/electrical dental anesthesia）は，歯科治療における口腔内経粘膜的神経刺激へのTENSの応用で，意識状態は変化しない[2]。深部脳電気刺激（deep brain stimulation；DBS）[3,4]，大脳皮質運動野電気刺激（motor cortex stimulation；MCS）[5,6]は，開頭下にそれぞれ脳深部，脳表に電極を留置し，鎮痛，除痛を図る。意識の変化を伴わない。反復的経頭蓋磁気刺激法（repetitive transcranial magnetic stimulation；rTMS）は頭皮上からの刺激ではあるが，磁気刺激であり，意識を保ったままでの鎮痛，除痛である[7]。

A. 電気麻酔の歴史

　20世紀初頭，フランスのLeducとその弟子Rovinovitchら（1910）によって，動物実験のみならず，ヒトの麻酔に試みるなど，電気麻酔の草分け的研究がおこなわれた。Knutson（1954）[8]は，電気麻酔に伴う四肢の不随意運動，筋緊張亢進，呼吸抑制，唾液分泌過剰，通電導入時の疼痛などへの対応として，気管内挿管による人工呼吸，筋弛緩薬，静脈麻酔薬，副交感神経遮断薬などを用いれば安全に臨床においても電気麻酔を行いうることを示し，近代電気麻酔の基盤を作った。これを契機に電気麻酔の系統的研究が国際的に広がり，我が国のShimojiらのグループ[9,10]をはじめ，アメリカ，フランス，ロシア，インドなど世界各国の研究者によって相次いで臨床研究が報告された。

B. 電気麻酔の発生機序

　Hess（1929）の古典的睡眠中枢説以来，脳内に麻酔を惹起する特定部位の存在が想定され，その部を頭皮上から通電した電流が直接刺激する結果，麻酔状態を生じると考えられてきた。動物実験などから視床，大脳皮質，大脳基底核などが標的部位と推定された。

　頭部通電の場合，電流は必ずしも電極間の最短距離を通るものではなく，電気抵抗の高い頭蓋を通過して脳内に入る電流は意外に少なく[11]，多くは抵抗の低い頭蓋の外を通る[12,13]。頭蓋を一旦通過しても，電気抵抗の低い脳脊髄液に均等に拡散される[11]。頭皮上から通電した場合，最もその作用を受けるのは通電電極間に頭皮に分布する末梢神経である。Kano, Smithら（1974[14], 1976[15]）は頭皮上末梢神経遮断実験から，頭皮に分布する体性知覚神経を介した求心性インパルスによる間接的中枢刺激効果が，電気麻酔発生に重要な役割を果たしていることを示した。

C．電気麻酔の実際

（1）通電装置，通電電極
　通電量が大きく，長時間に及ぶことがあり，安全のためバッテリー方式が好ましい。通電中でも，通電波形，パルス幅，刺激頻度（周波数）が，多様に可変できる通電装置が求められている。
　通電電極は接触面の電流密度を均一化するため，柔軟性，密着性，粘着性，保湿性のある材質が好まれる。現在は，炭素を含むシリコンゴム電極や伝導性のゲルシートを用いたパッド電極が利用できる。安全性の観点から電極下皮膚温モニタ装置付き電極が待たれる。

（2）電極位置，通電波形
　通電電極は両側頭部，前頭-後頭部，もしくは前頭-乳様突起部に通常装着される（図31）。前頭-後頭部あるいは前頭-乳様突起部通電の場合，左右にそれぞれ1対ずつ計2対の電極が置かれる。目の周囲，知覚障害部位での通電は避ける。
　通電波形は矩形波，正弦波，バースト波，もしくはそれらの合成波などさまざまである（図32）。下地らは，正弦波より矩形波の間欠的バースト波が，さらに両方向性波形は熱傷に関して安全性が高いが，一方向性波形の方が麻酔効果に優れていると報告している[9,10]。近年では周波数が経時的にランダムに変化する波形も試みられている。

（3）生理学的特徴
　①骨格筋の緊張が増し，不随意運動を伴う。交感神経の緊張が高まり，血圧上昇，頻脈傾向を示す。②覚醒は比較的速い。③術後痛の訴えが少ない。④通電中の脳波記録は困難であるが，通電終了直後は除波を示す[9,10]。

（4）麻酔導入，維持
　一般に臨床では，静脈麻酔薬，筋弛緩薬を投与し気管内挿管下に頭部通電

V. 電気麻酔

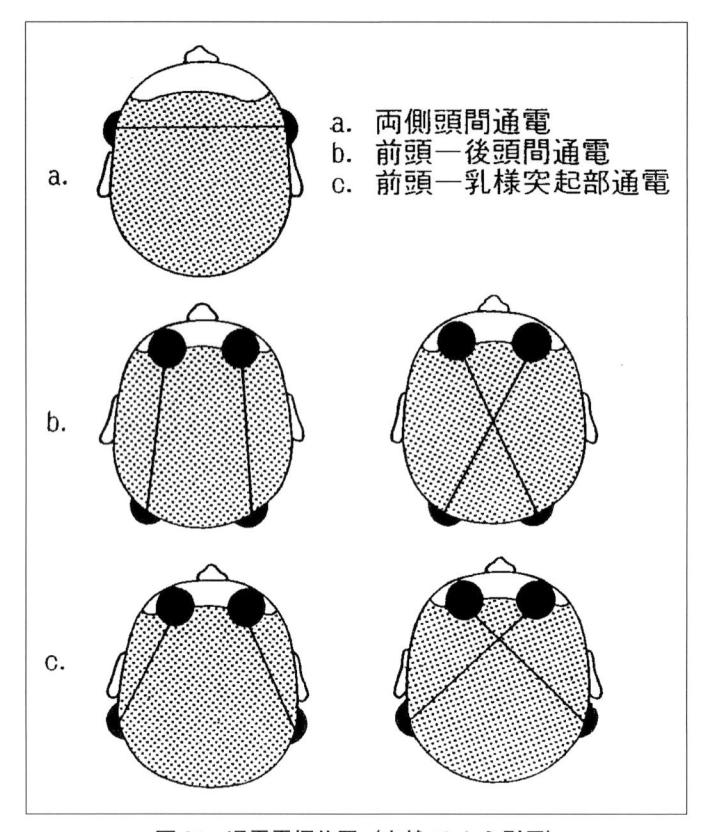

a. 両側頭間通電
b. 前頭—後頭間通電
c. 前頭—乳様突起部通電

図31 通電電極位置（文献10から引用）

を開始する。通電中は四肢の不随運動が顕著で，筋弛緩薬を持続投与し，調節呼吸を行う。覚醒は速やかで，普通，通電終了後数分内に意識の回復をみる（図33）。通常の静脈あるいは吸入麻酔に電気麻酔を併用し，バランス麻酔の概念で術中麻酔薬あるいは術後鎮痛薬の使用を減らす試みもなされている[16]。

（5）麻酔効果の判定

筋弛緩薬を使用せざるを得ないので，麻酔効果の判定が難しい。短時間作

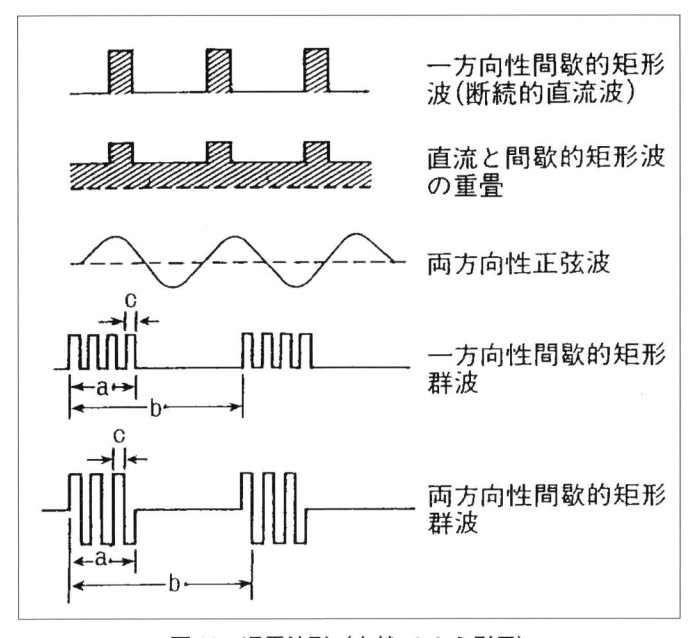

図32 通電波形（文献10から引用）
(a/b)×100 を duty ratio と呼び，一般に duty ration 10〜30%で用いる。C は群波のなかの一つの矩形波幅

用性の筋弛緩薬を用いれば，質問，命令に対する反応，および痛み刺激に対する表情の変化，逃避反射，瞳孔反応などが指標になる。また，術後の問診で確かめる。

（6）コツ
①静脈麻酔で導入，意識消失下に筋弛緩を投与し，ゆっくり通電量を目標値まで上げる。②筋弛緩薬を術中持続投与する。③催眠効果，鎮痛効果が不足と判断すれば，静脈麻酔薬，オピオイドを適宜併用する。④血圧コントロールのため，吸入麻酔薬を適宜併用する。

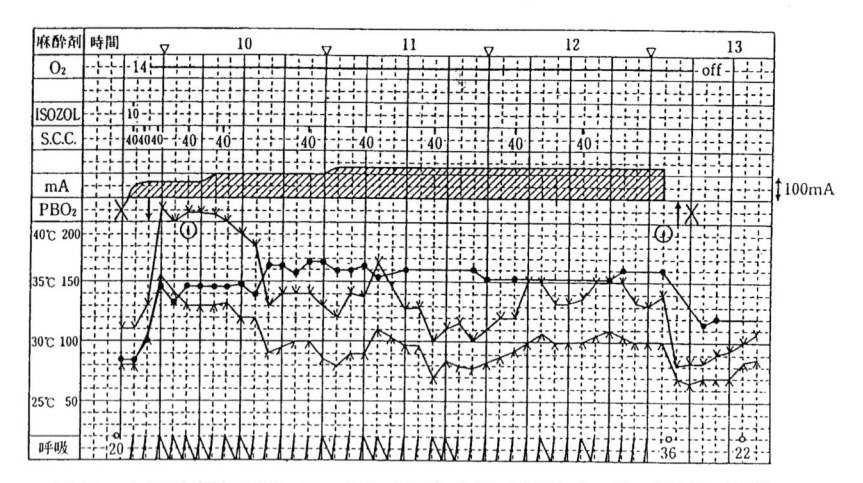

図33 右腎腫瘍摘出術に用いられた電気麻酔の経過（58歳，男性）（文献10から引用）

　入室時血圧96/70 mmHg，脈拍78/min。通電電極を前頭，後頭間に装着したのち，サイアミラール250 mg，サクシニールコリン40 mg静注後に気管内挿管，続いて一方向性間欠的矩形波を通電する。通電量を100 mAまで増量すると，応答が消失したので手術を開始する。通電開始直後，血圧，脈拍が増加したので，クロルプロマジン12.5 mgを静注する。以後，100%酸素吸入，サクシニールコリン間欠的投与下に調節呼吸を行う。通電終了1分後に応答があり，通電終了5分後に抜管する。手術時間2時間55分，麻酔時間3時間7分であった。

（7）合併症

　通電部頭皮熱傷（高電流通電，直流通電，電極の接触不良などが原因），血圧上昇，頻脈，呼吸抑制，四肢の不随運動，術後筋肉痛，一過性逆行性健忘，など。

（8）適応

　ショック患者，麻酔薬アレルギー患者，大災害，戦争など野外での大人数の創傷治療時，など。

（9）禁忌

　高血圧，狭心症，心不全，てんかん，ペースメーカー装着患者，妊婦，コ

ミュニケーション障害者，など。

まとめ

電気麻酔の臨床的意義は，麻酔薬，鎮痛薬の副作用を考えずに済み，交感神経の緊張が維持されることである。しかし，これまでの臨床経験，諸家の報告をみても，現在普及している薬物麻酔より優れているとは言い難い。ただ，薬物麻酔と共通する麻酔，鎮痛の生体機構を探る手掛かりが得られた意義は大きい。

文献

1) Templer DI：The efficacy of electrosleep therapy. Can Psychiatr Assoc J 1975；**20**：607-613
2) Quarnstrom F：Electronic dental anesthesia. Anesth Prog 1992；**39**：162-177
3) Tsubokawa T, Yamamoto T, Katayama Y, Hirayama T, Sibuya H：Thalamic relay nucleus stimulation for relief of intractable pain. Clinical results and beta-endorphin immunoreactivity in the cerebrospinal fluid. Pain 1984；**18**：115-126
4) Rasche D, Rinaldi PC, Young RF, Tronnier VM：Deep brain stimulation for the treatment of various chronic pain syndromes. Neurosurg Focus 2006；**21**：E8
5) Saitoh Y, Shibata M, Hirano S, Hirata M, Mashimo T, Yoshimine T：Motor cortex stimulation for central and peripheral deafferentation pain. Report of eight cases. J Neurosurg 2000；**92**：150-155
6) Fontaine D, Hamani C, Lozano A：Efficacy and safety of motor cortex stimulation for chronic neuropathic pain：critical review of the literature. J Neurosurg 2009；**110**：251-256
7) Hirayama A, Saitoh Y, Kishima H, Shimokawa T, Oshino S, Hirata M, Kato A, Yoshimine T：Reduction of intractable deafferentation pain by navigation-guided repetitive transcranial magnetic stimulation of the primary motor cortex. Pain 2006；**122**：22-27
8) Knutson RC：Experiments in electronarcosis：a preliminary study. Anesthesiology 1954；**15**：551-558
9) Shimoji K, Higashi H, Kano T, Morioka T：Clinical studies in Japan, Edited by Sances A Jr, Larson ST, Electroanesthesia, Academic Press, New York, 1975；272-293
10) 加納龍彦，下地恒毅：電気麻酔の実際，山村秀雄，青地修，吉武潤一，天羽敬祐，

森健次郎, 諏訪邦夫, 編, 新臨床麻酔学全書；第3巻A, 金原出版, 東京, 1984；237-259
11) Geddes IA, Baker LE：The specific resistance of biological materials. Med Biol Engin 1976；**5**：271
12) Rush S, Discoll DA：Current distribution in the brain from surface electrodes. Anesth Analg 1968；**47**：717-723
13) Reynolds DV, Loam JS, Sjoberg AE：Voltage distribution in the brain during diffusely applied electric current in the monkey. Edited by Reynolds DV, Sjoberg AE, Charles Thomas, Springfield, 1971；290
14) Kano T, Cowan GS, Smith RH：The role of the somatosensory system in general electroanesthesia, Anesth Analg 1974；**53**：667-671
15) Kano T, Cowan GS, Smith RH：Electroanesthesia（EA）studies：EA produced by stimulation of sensory nerves of the scalp in Rhesus monkey, Anesth Analg 1976；**55**：536-541
16) Mignon A, Laudenbach V, Guischard F, Limoge A, Desmonts J-M, Mantz J：Transcutaneous cranial electrical stimulation（Limoge's current）decreases early buprenorphine analgesic requirments after abdominal surgery. Anesth Analg 1996；**83**：771-775

（加納龍彦）

VI. 電気痙攣療法

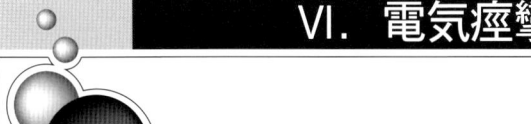

疼痛に対する電気痙攣療法

　最近，我が国で始まった慢性疼痛の治療に電気痙攣療法（electroconvulsive therapy；ECT）がある．その特徴は比較的有効率が高く，即効性があり，効果持続が長いことである．もともと ECT は統合失調症などの精神疾患に対して，粟田らによれば[1] Cerletti et Bini（1938）により始められた．最初は意識下で行われていたが，1950 年台にはより安全な全身麻酔・筋弛緩下で行う修正型 ECT（modified ECT；mECT）が普及した．

　これを慢性痛の治療に応用する道を開いた米良[2]によれば，非定型顔面痛に対して星状神経ブロックを行う際に局所麻酔薬が動脈内に注入され，痙攣を来した．回復後，疼痛寛解となったことに彼らは着目し，mECT を疼痛治療に導入（1995）したという．その作用機序の詳細は不明であるが，米良らによれば視床の血流量が増加して脳代謝機能が改善する．

　視床痛，複合性局所疼痛症候群（CRPS），帯状疱疹後神経痛（PHN）などに有効性が認められているが，脊椎性疼痛，関節痛，癌性疼痛には効果が低い．痙攣誘発により一過性の副交感神経緊張に続いて交感神経緊張が起こる（表 1）．この点に留意して適応と禁忌を考慮する（表 2）．

　mECT の手技は，患者を絶食の状態で仰臥位とし，必要なモニターの装着と静脈路の確保を行い，片方の下肢にターニケットを巻く．酸素吸入と気道確保の確認後，propofol や thiobarbitulate などの超短時間作用性静脈麻酔薬を静脈内投与し麻酔導入する．呼吸管理を行いつつターニケットで下肢を駆血した後，脱分極性筋弛緩薬 suxamethonium（1 mg/kg）を静脈内投与すると駆血部位（この部分には筋弛緩薬が行かないので）を除いて筋蓄溺が起こるのを確認する．次に両側の側頭部に電極を当てて電気刺激

表1 電気痙攣療法 (mECT) の副作用と有害事象

要因	副作用	有害事象
交感神経緊張	血圧上昇, 不整脈, 吐気, 頻脈, 頭蓋内圧上昇,	心室性頻脈
筋緊張	筋肉痛, CK上昇, 眼圧上昇, 消化管内圧上昇	筋断裂, 骨折, 脱臼, 咬傷, 消化管破裂, 歯牙損傷, 熱傷
精神障害	見当識障害, せん妄, 頭痛, 頭重感, 痙攣	認知機能障害, 躁転, 健忘

文献1) より引用, 一部改変

表2 電気痙攣療法 (mECT) の禁忌

心臓血管疾患	急性心筋梗塞, 不安定狭心症, 非代償性心不全, 重度の弁膜症, 房室ブロック, コントロール不良高血圧
呼吸器疾患	慢性閉塞性肺疾患 (重症), 急性肺炎, 喘息
頭蓋内疾患	脳動脈瘤, 脳動静脈奇形, 頭蓋内圧亢進症, 急性脳梗塞, 急性期頭蓋内出血
消化器疾患	イレウス, 食道裂孔ヘルニア
整形外科疾患	骨折, 脊椎ヘルニア, 骨粗鬆症
その他	妊娠, 高カリウム血症, 緑内障,

文献1) より引用, 一部改変

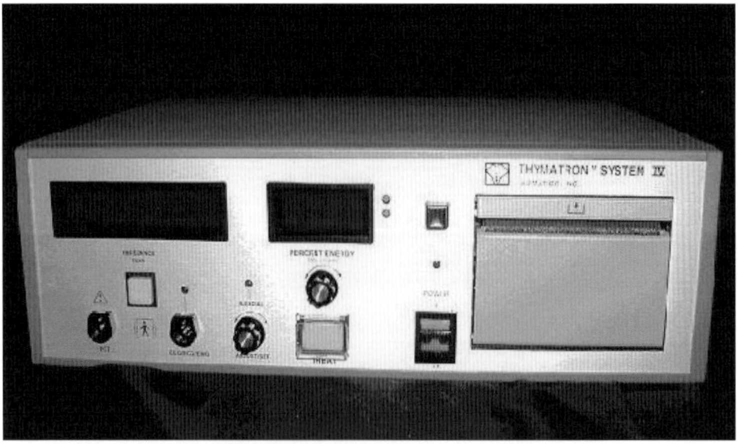

図34 電気痙攣療法刺激装置 (Thymatron™)
100-120 V, 50 Hz の電気刺激には sine wave または pulse が用いられるが安全で刺激効果の強い pulse を用いることが多い。

(Thymatron™, 図34) を 10～20 秒間行う（このとき必然的に一時的に呼吸は停止する）。駆血部位に電気刺激による痙攣が起こるのを確認する（駆血部位には筋弛緩は起こらないので）。痙攣の確認には筋電計を用いればより正確である。刺激後は呼吸管理を続けて患者が覚醒するのを待ち，終了する。これを1クール（6～10回）行う。

熱傷予防のため，終了後直ちに電極装着部を氷水などで冷却するとよい。また，顔面筋は電気刺激の直接効果が及ぶので，筋弛緩薬では痙攣を防止できない。そのために口唇や舌の咬傷がおこることがあり，防止のためにバイトブロックを用いる（門歯が不安定歯の場合はガーゼを丸めるなどした方が良い）。

全身麻酔・筋弛緩下で行うmECTの方がより安全な理由は，激しい痙攣が起こるために咬傷，骨折，脱臼，筋断裂，術後筋痛，眼圧上昇，腹圧上昇（嘔吐，消化管破裂など）の有害事象が防止できるからである。また，妊娠子宮に対しては早産，子宮破裂，早期破水なども考えられ，禁忌となる。

文　献

1) 粟田主一，鈴木一正，高野剛久，海老名幸雄：電気けいれん療法の適応と実践マニュアル．精神医学 2005，**47**：1191-2000.
2) 米良仁志，小林如乃，土井永史：CRPSのECT治療．ペインクリニック．2008．**29**：1223-1229.

（相田純久）

VII. 電気刺激以外の物理的刺激による鎮痛

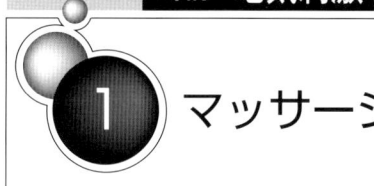

1 マッサージ

　マッサージ（フランス語読みではマサージュ）は，アラビア語の「おす」(mass)，ギリシア語「こねる」(sso) に由来するといわれる。また，ラテン語「手」(manus) と同一語源でもある。したがって，マッサージは「手を以て，おす・こねる」という意味になる。皮下組織，真皮，筋膜，筋，腱，靱帯，腱膜などに起因する疼痛および可動性低下を対象とする徒手療法として誕生した。マッサージの鎮痛効果については，科学的根拠に乏しく必ずしも肯定的とは限らないが[1]，運動療法と教育・日常生活指導を併用した場合，亜急性期から慢性期の腰痛症に対しては無作為対照試験で鎮痛効果が認められている[2]。近年では，電気工学，電子工学技術の発展に伴い，従来の徒手マッサージを代行する種々のマッサージ機器が開発され，手軽な機械マッサージが一般に普及している。

A．マッサージと関連手技

（1）マッサージ
　フランスで発祥。日本には明治時代に伝わり，昭和20年頃，フランス帰りの軍医によって詳細に紹介された。滑りやすくするパウダーやオイルを使用し直接皮膚の上から，末梢から体幹（心臓）に向かって求心性に"揉み摩る"手技である。局所的に障害部位に施行されることが多い。フランス発祥であるが，タイ式あるいは韓国式マッサージなど，それぞれの国で独自の発展を遂げている。また，スポーツマッサージ，足ツボマッサージ（リフレクソロジー reflexology）なども，手軽に行えるので一般化し普及している。

（2）按摩（あんま）

中国で発祥。奈良時代に日本に伝えられ，日本での継承過程で独自に発展した。マッサージと異なり，着衣の上から，体幹（心臓）から末梢に向かって遠心性に，摩る，押すも基本手技にはいるが，主に"揉み叩く"手技である。

（3）指圧

日本で発祥。痛みに苦しむ人が「ここを押してくれ」と頼む本能的な"手当て"から生まれ，文政年間から独自に発展を遂げた。着衣の上から，体幹（心臓）から末梢に向かって遠心性に"圧して離す"手技である。親指や掌を使い，ツボと呼ばれる指圧点をゆっくり押す，速く押す，急に離すなど圧反射を通じて，生体の変調を矯正，あるいは生体に備わる自然治癒を促す。

（4）整体

昭和10年代に日本で発祥。脊椎，骨盤，肩甲骨，四肢，顎など骨格や関節の"歪み，ズレの矯正"，ならびに骨格筋の調整を，手足を使った手技と補助器具で行い，症状の改善を図る。椎間板ヘルニア，後縦靱帯骨化症，変形性脊椎症，脊柱管狭窄症など疾患によっては，徒手調整手技で悪化する恐れもあるので，注意を要する。

（5）柔道整復

柔道整復師は負傷の状態を把握し，自らが施術できる疾病または負傷であるか否か判断した上で，その業務範囲内で施術を行うことができる。湿布療法も認められている。また，受傷直後などの施術，応急手当が必要な場面に限るが，脱臼や骨折患部に施術できる。この点，看護師や理学療法士など，業務の開始に医師の指示が必要とされる職種と異なる。

（6）カイロプラクティック（脊椎矯正療法）

疾病の原因が脊椎など椎骨の構造的歪みにあるとし，素手で矯正アジャストと呼ばれる施術を行いその歪みを調整する"徒手での脊椎矯正"。筋骨格

系の機能と構造的な障害，そしてそれらが及ぼす神経系の機能異常，ひいては健康全般への影響を診断，治療，予防し，なるべく薬物や外科治療を用いず自然治癒力を取り戻させようとするヘルスケアである。

B．施術資格

① 按摩師，マッサージ師，指圧師，はり師，灸師：
按摩マッサージ指圧師，はり師，灸師等に関する法律（昭和22年12月20日公布）によれば，国家試験である按摩マッサージ指圧師免許もしくは医師免許がなければ，マッサージを業として行うことができない。しかし，マッサージの手技定義が明文化されておらず，また患者に害のある行為だと立証されない限り法的に禁止できない状況である。
② 柔道整復師：平成5年以降，国家資格となった。
③ 整体師：現在のところ民間資格である。
④ カイロプラクティック施術者：国内では規制がなく，無許可手技療法の一つである。

C．鎮痛機序

運動器慢性疾患がマッサージ療法の対象となることが多い。一方，心理的，環境的因子が慢性痛に影響することは，よく知られている。その上，マッサージ鎮痛の科学的根拠となる信頼性の高い調査はいまだ少ない。したがって，マッサージ療法の鎮痛機序については，経験に基づいて，あるいは可能性について言及せざるを得ない。

（1）心理的効果

徒手マッサージは身体的接触を介する治療であるため，心理的満足感を与えやすい。① 心理効果として，疼痛が軽減される可能性がある。② 心地よいと感じることで，精神的ストレスが改善され，心理的リラクセーションが疼痛軽減に結びつくことも考えられる。

（2）生理学的効果

①マッサージで触発される末梢からのAβ感覚神経線維の興奮は，脊髄後角膠様質で痛みを伝達するAδ，C線維の活動を抑制する結果，痛みが軽減する（1965年，ゲートコントロール説）。②筋のスパズム，過緊張をマッサージで物理的に解除することで，血流が改善し痛みが軽減する。③精神的緊張緩和に伴い，交感神経の緊張が弛み，血流改善に繋がる。

（3）機械的効果

結合織は動かさないと膠原線維間の摩擦力が増加し，可動性減少，代謝低下，血流低下を招き，局所的な痛みを生む素地を作る。マッサージで可動性が改善する。

D．マッサージによる鎮痛の実際

（1）適応

・慢性の腰痛，肩凝り

滑りやすくするためパウダーもしくはアロマオイルなど各種オイルを素肌

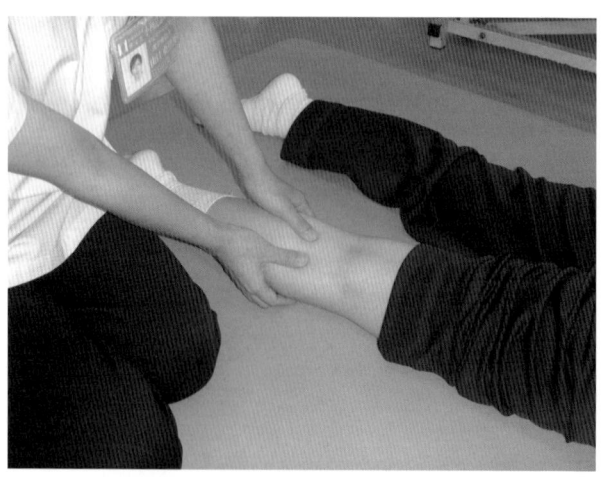

図35　麻痺側下腿のマッサージ

に塗る。
　・麻痺肢の筋硬縮，筋萎縮などを伴う痛み・しびれ感（図35）
　・運動後の筋肉痛（スポーツマッサージ）

（2）基本手技

　痛みのトリガーポイント，マッサージ施行部位の局所解剖，生理，あるいは東洋医学でいうツボ，経絡などの知識を必要とする。
　・軽擦（けいさつ）法：手掌や指でマッサージを開始する部をさする。
　・揉捏（じゅうねつ）法：筋肉を手掌でつまんだり，指でこねる。

（3）機械マッサージ

　各種の電動マッサージ器，マッサージチェア，また水圧刺激あるいはジェッ

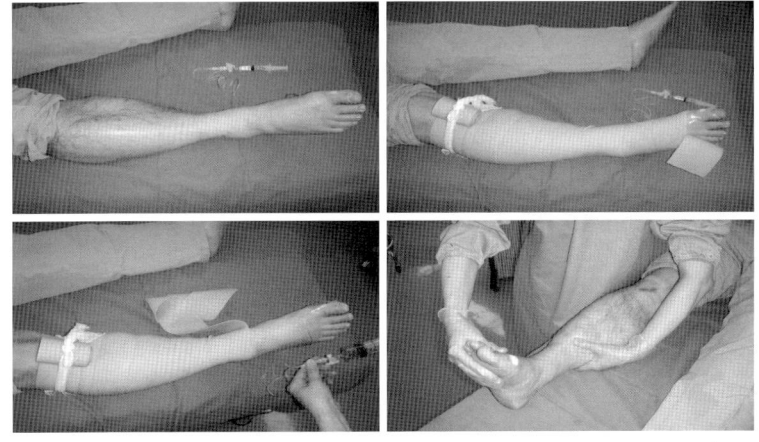

図36　右足関節の硬縮，疼痛に対する静脈内局所麻酔下マッサージ
　A．足背に静脈内カニューラを留置
　B．足先端からエスマルヒを巻き上げ，患肢下腿を駆血
　C．中枢側はそのままにして，末梢側から足関節上部までエスマルヒを解き，留置カニューラから局所麻酔薬を静脈内に注入
　D．注入20～25分経過した時点でゆっくりエスマルヒ駆血を解除し，留置カニューラ抜去後にマッサージ療法を開始

ト水流刺激を利用したベッド型マッサージ器が市販されている。数種類のマッサージ形式，生理的振動リズムを組み入れ，"人の手"により近づけ，快適さを追求したベッド型マッサージ器も開発されている。

（4）他療法との併用
- 各種物理療法と併用したマッサージ療法
- 運動療法前後でのマッサージ療法
- 神経ブロック下でのマッサージ療法（図36）

痛みが強く触れられたくない，動かすと痛みや不快感を伴う場合，静脈内局所麻酔，硬膜外ブロック，あるいは支配神経ブロック下にマッサージ療法を施行する。
- マッサージ療法と並行して教育・日常生活指導，認知行動療法などを実施

まとめ
生物としてのヒトは，適切に"体を動かす"ことを終生求められている。種々の障害から動かさないでいると廃用性症候群，骨粗鬆症などに陥り，いずれも終盤に至っては痛みに苦しむパターンが多い。"体を動かす"ことが肝要であり，運動療法は能動的，全身的手法であるのに対し，マッサージは受動的，局所的手法と言える。マッサージには，精神的ストレスの解消，心理的リラクセーション効果も期待できる。逆に，"体を動かす"ことが過剰になっても，筋肉痛，凝り，変形性関節症など痛みの新たな発生に繋がる可能性があり注意を要する。

文献
1) Ernst E：Manual therapies for pain control：chiropractic and massage. Clin J Pain 2004；**20**：8-12
2) Furlan AD, Imamura M, Dryden T, Irvin E：Massage for low-back pain.：an updated systematic review within the framework of the Cochrane Back Review Group. Spine 2009；**34**：1669-1684

（加納龍彦）

VII. 電気刺激以外の物理的刺激による鎮痛

2 温熱刺激

　外界からの加温によって組織温度を上昇させ，生じる局所あるいは全身の生理反応を利用して，疼痛の緩和，循環の改善，軟部組織伸展性の回復，あるいは創傷治癒の促進を図る。腰や肩などの関節痛あるいは筋肉痛など，痛みを緩和する手段として，日光浴や温泉浴（湯治）など自然の恵みを利用してきたことは，人類の経験的知恵であろう。近年の医用工学の発達に伴い，便利で効率の良い温熱刺激機器が次々に開発された。温熱刺激療法[1]だけでなく，運動療法やマッサージなど他の物理療法と組み合せて疼痛の緩和，機能の改善を図る試みも活発になされている[2]。

A．鎮痛機序

　生体に温熱刺激を与えると，局所的には①代謝の亢進，②末梢循環の改善，③筋緊張の緩和，④コラーゲン線維の伸展性回復などがみられ，いずれも疼痛の緩和に寄与する。なかでも，慢性化した痛みと当該局所の虚血，発痛物質蓄積など血流障害との密接な関連はよく知られており，温熱刺激は皮膚や筋肉の循環を改善し疼痛の緩和に働く。一方，急性期の炎症，傷害部位に対する冷却刺激は，炎症性サイトカインの産生，放出を抑制し，炎症を鎮め，痛み，浮腫などをとる。

B．温熱刺激による鎮痛の実際

（1）熱[3]
伝導，伝導・対流による表在性加温，あるいは気化による表在性冷却であり，いずれも熱の深達性は低い。

a．加熱［亜急性期，慢性期の疼痛が対象］
1) ホットパック（図37）；熱伝導を利用したものであり，湿式と乾式の2種類がある。ホットパックは吸水性の高いシリコンゲル（珪酸）を厚い木綿製の袋で包んだ湿式で，ハイドロコレータ（温水槽）内の熱水をシリカゲルに取り込むことで熱容量を大きくしている。湿熱の場合は身体への熱の伝導がスムーズで，心地よい。また広範囲の部位の加温が可能である。筋肉疲労性の腰痛などには適している。
2) パラフィン浴：熱伝導を利用したものであり，パラフィンとそれを加熱溶解させる自動温度調節（50～55℃）付き加温装置で構成される。熱伝導率の小さいパラフィン被膜で患部を覆う。パラフィン被膜と皮

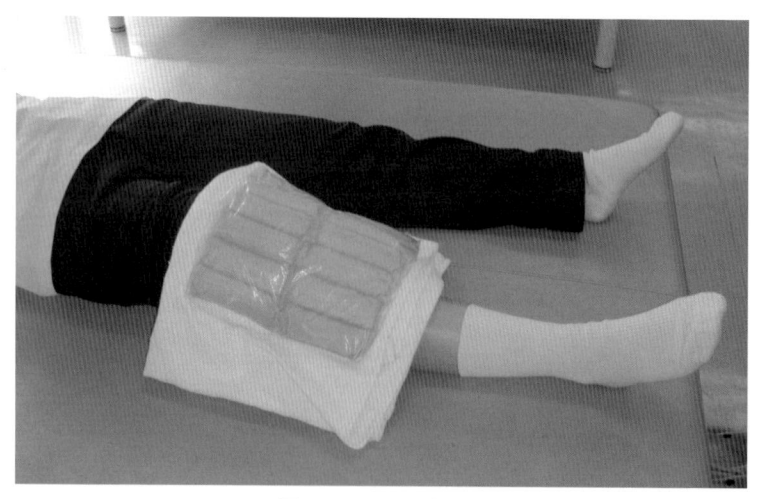

図37　ホットパック

膚との間に汗が溜まるので，湿熱温熱療法となる．グローブ法とも言われるパラフィン浴のほかに，ブラシで患部に塗るパラフィン塗布がある．

3) 灸

気（エネルギー）の通り道である12経絡に点在する"ツボ"に据えたモグサを燃やし温熱刺激を与える．皮膚に痕が残るので，若い人には好まれない．

4) 水治療[4]

熱伝導・対流を応用するものであり，皮膚に完全に密着するため，輪郭が複雑な領域でも問題なく温めたり，冷やしたりできる．治療容器を介したレジオネラ菌などに対する交叉感染を予防するため，水の定期検査，次亜塩素酸などによる定期消毒を必要とする．

①渦流浴：水槽内で40〜42℃の温水を噴出させ渦流を作り，上下肢の部分浴を10分程度行う．水圧によるマッサージと同時に，関節可動域訓練を行う．

②ハーバード浴：ハーバードタンクに背臥位で入浴する．ひょうたん型なので，関節可動域訓練が容易になる．気泡を放出しマッサージを併用する場合もある．

③交代浴：手もしくは足などの部分浴である．始めに温水（38〜44℃）に10分，その後冷水（10〜18℃）1〜4分，温水4〜6分などの手順で交互に水に入れ，自律神経系を刺激する．

④圧注浴：水をノズルから噴出させ身体に吹き付け，マッサージを行う．温水，冷水を交互に用いる．

⑤温浴/入浴：特別な機器を必要とせず，自宅でできる．患者自身による関節可動域訓練を指導する．

⑥水中運動療法：運動療法の項参照

b．冷却［急性期の疼痛が対象］

1) 伝導冷却

①アイスパック：氷をビニール袋，氷のうに詰め患部に当てる．

②コールドパック：シリカゲルなどをビニール袋に詰め，冷却して使

用する．パックの形態を選択でき，繰り返し使用が可能である．
　③クリッカー；ジュラルミン製のヘッドが両端についた容器の中に氷と塩を3：1の割合で入れ，撹拌するとヘッドの温度が－10～－15℃になる．この部を患部に当てアイスマッサージを行う．

２）対流冷却
氷水浴；足関節捻挫など急性期の四肢末端の冷却に用いる．

３）気化冷却
コールドスプレー；LPガスなどを利用して噴霧する．受傷直後の疼痛緩和に用いる．

（２）光線[5]

光は電磁波の一種である．極超短波，超短波など電波に比べ，波長が短く，周波数が高い．

１）近赤外線照射
太陽光の60％，白熱電球の90％は目に見えない赤外線である．そのなかで，可視光線に近い近赤外線（波長760 nm～2.5 μm）は皮膚透過性が強く，皮下1～1.5 cmの局所温度の上昇が期待できる．

①直線偏光近赤外線照射装置；ハロゲンランプを光源とし，光学フィルタにより複合波長600～1,600 nmを誘導，直線偏光子を通過させ同一方向の赤外線直線偏光を導出している．深達性は皮下約5 cmである．治療機器としては，スーパーライザー™，アルファビーム™などがよく知られている．慢性疼痛疾患全般に適応があり，しばしば鎮痛効果が照射療法中止後も持続する．出力が高いため連続照射をすると，熱傷を起こす危険がある．スーパーライザー™のSGプローブを用いると前頸部椎骨横突起上に位置する星状神経節近傍への皮膚表面からの照射が可能となる．その場合，星状神経節ブロックと同様の効果が緩やかながら認められる．

②キセノン光照射装置；キセノン発光管を光源とし，波長は400～1,100 nm，深達性は約7 cmである．光源の比較的大きいプローブを疼痛部に当てて使用する．

2）レーザー（light amplification by stimulated emission of radiation；LASER）照射（図38）

レーザーは「放射の誘導放出による光の増幅」を意味し，太陽光，電燈には存在しない，人間が創造した唯一の人工光線である。低出力レーザー照射は侵襲性が低く，関節・筋肉における温熱効果，疼痛緩和が期待できる。レーザー光は指向性が強く，圧痛点（トリガーポイント）照射が多い。星状神経節ブロックと同様の効果を期待して，星状神経節近傍への照射も行われる。眼への照射は，網膜焼灼を引き起こすので，治療者も含め専用のゴーグルを装着して治療する。

①低出力レーザー治療器（出力60～1,000 mW）；Ga-Al-As（ガリウム—アルミニウム—ヒ素）を媒質とする半導体（波長830 nm付近）が主流となっている。790～904 nmの波長の光は水やヘモグロビンにも吸収され難く，組織深達度がよい。代表的な半導体レーザー装置として，ソフトレーザリー JQ-310™，マルチレーザー5 MLF-601™，メディレーザー

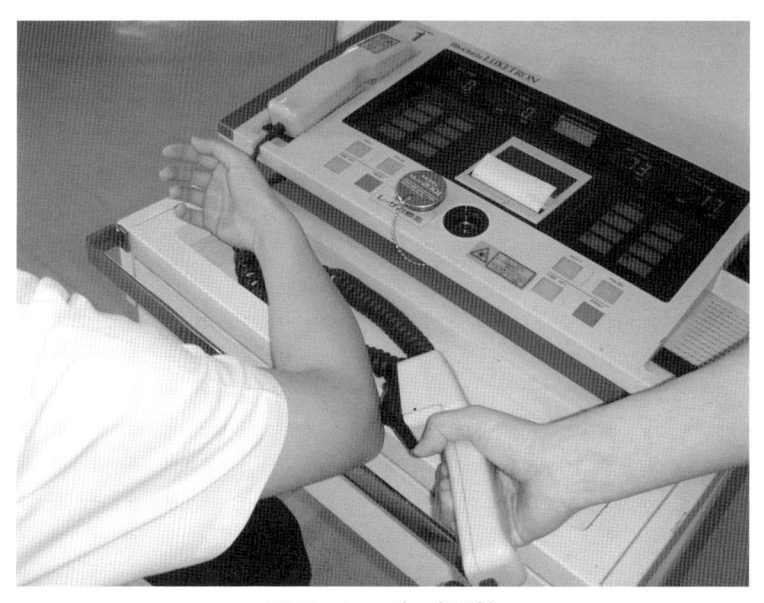

図38 レーザー光照射

ソフトパルス™などが使用されている。近年では、より深達度が深い10Wの高出力半導体レーザー装置も利用できる。しかし、高出力の連続照射は皮膚熱傷の危険性を孕むので、パルス波として照射される。

②He-Neレーザー装置（出力8.5 mW）：不活性ガスであるヘリウム、ネオンを媒質としたHe-Neレーザー（波長632.8 nm）も利用できる。低出力であり、比較的表層の病変の治療に適している。

（3）電磁波

吸収された電磁エネルギーは分子を振動させ、分子の運動エネルギーに変換される。その分子エネルギーの一部や分子間の摩擦が熱エネルギーに変換され、局所組織が加温される。

1）極超短波（マイクロ波）療法 microwave therapy（図39）

家庭用電子レンジと同じ周波数2,450 MHzに規定された、出力200W以内の電磁波を照射する。表層の過剰な加温なしに、皮膚・脂肪・筋肉を均等

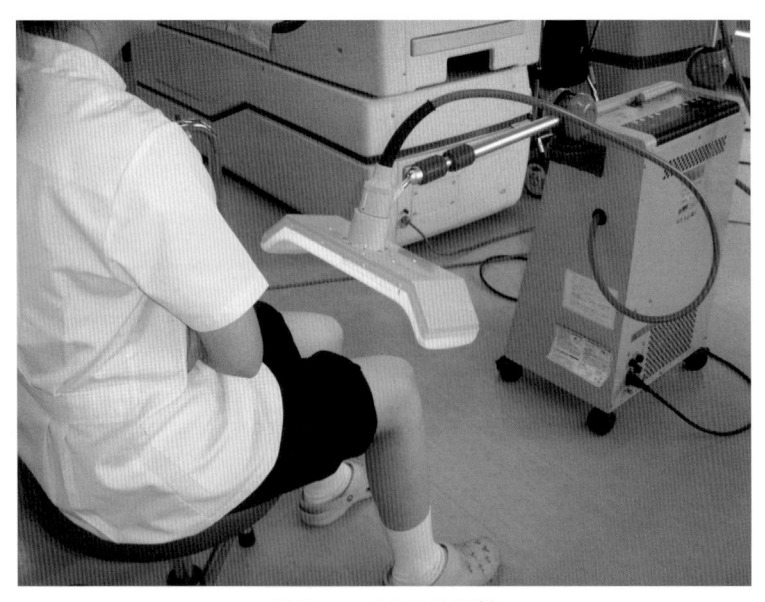

図39 マイクロ波照射

に加温でき，深部まで加温できる。高出力の極超短波を低パルス幅で使用し，照射部位表層の温度を上げずに深部の温度を加温できる機器が開発されている。

 2）超短波療法 ultrashort wave therapy
 27.12 Hz の電磁波を生体に照射する。1つの導子を用いるコイル単極導子療法と2つの導子を用いるコンデンサー双極導子療法がある。表層だけでなく，皮膚・脂肪・筋肉を均等に加温でき，3〜5 cm の深部まで加温できる。

（4）音波
超音波療法 ultrasound therapy
 0.8〜3 MHz の超音波を生体に照射する。1 MHz では皮下約 5 cm の深層組織，3 MHz では皮下約 1.2 cm の浅層組織の温度上昇が期待できる。表面に凹凸がある場合は，水中法，あるいはウオーターバッグを介在させて超音波を伝達させる。超音波は空気中では減衰するので，導子を患部に接触させて 5〜10 分使用する。二種類の刺激モードがあり，連続波を用いる場合は深部を加温する温熱効果，パルス波を用いる場合は振動作用によるマイクロマッサージ効果が期待できる。

C．温熱療法（冷却療法を除く）の適応，合併症，禁忌

（1）適応
 腰痛，肩凝り，四肢末梢などの慢性関節痛，筋拘縮，筋痙縮などによる筋肉痛など。

（2）合併症
 熱傷，脱水，熱痙攣，熱疲労，心機能亢進など。

（3）禁忌
 急性炎症・損傷，出血部位，感覚障害部位，閉塞性循環障害，悪性腫瘍，心疾患が見られる場合は控える。光ならびに電磁波は眼に当てないようにす

る．電磁波照射の場合，金属インプラント・装飾品，ペースメーカー植え込み，妊娠の有無などをあらかじめチェックする．成長期骨端，男性性器，血栓症部位などは避ける．

まとめ

慢性化した局所的痛みと当該領域組織血流の低下（酸素不足，発痛物質蓄積）との間には密接な関連が認められる．温熱刺激療法の最大の効用は，永続的ではないが，ある間隔で疼痛部位の血流を改善することで，"痛みの悪循環"に陥ることを回避することと推察できる．

文　献

1) French SD, Cameron M, Walker BF, Reggars JW, Esterman AJ：A Cochrane review of superficial heat or cold for low back pain. 2006：Spine **31**：998-1006
2) Meyer JM, Ralph L, Look M, Erasala GN, Verma JL, Matheson LN, Mooney V：Treating acute low back pain with continuous low-level heat wrap therapy and/or exercise：a randomized controlled trial. Spine J 2005：**5**：395-403
3) 沖　貞明，金井秀作，坂口　顕：物理療法；温熱療法．総合リハ 2007：**35**：84-85
4) 高橋宣成，木村彰男：物理療法；水治療法．総合リハ 2007：**35**：194-195
5) 越智文雄：物理療法；光線療法—紫外線，赤外線，レーザー—．総合リハ 2007：**35**：284-285

（加納龍彦）

VII. 電気刺激以外の物理的刺激による鎮痛

3 運動療法

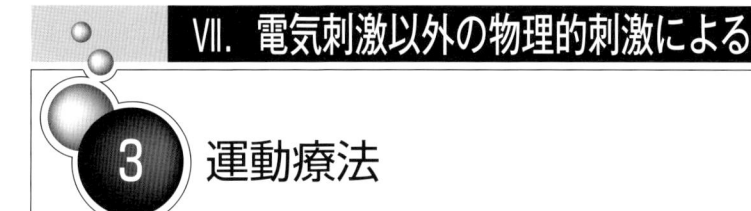

　物理療法が物理的エネルギー（熱，水，光，電気など）を外部から人体に応用し，痛みの軽減，循環の改善，リラクセーションなどを図るのに対し，運動療法は筋力，関節可動域，協調性といった身体機能の改善を通して，慢性化した痛みの軽減や基本的動作，日常生活活動性（activity of daily living；ADL）の向上を図る。物理療法が他動的な治療法であるのに対し，運動療法は患者自身の何らかの身体運動を通して全身または局所障害の回復をはかる治療法と言える。運動療法の主な対象は運動器疾患である。運動器の骨，軟骨，筋肉，靱帯，腱，関節などの組織は，軟骨を除き外界からの刺激に反応性の良い組織であり，またその分，自己修復能力が備わった組織である。筋肉に対する負荷，骨に対する圧力がもたらす効果はよく知られている。

A．歴史

　1990年代後半から国内外で多数実施されてきた無作為対照試験（randomized controlled trials；RCT）によって，運動療法は急性腰痛症には禁忌であるが，慢性腰痛症への効果に明確な科学的根拠が認められた[1]。我が国でも2002年以降に行われた「変形性膝関節症に対する下肢伸展挙上（straight leg raising；SLR）訓練の効果」[2]，「腰痛症に対する運動療法の効果」[3]など他施設，共同RCTの結果は，運動療法が消炎鎮痛薬を主とした薬物療法に勝るとも劣らない効果をもたらすことを実証している。

B. 発痛機序

慢性疼痛には，①運動器の不安定性や炎症により侵害刺激が持続的，反復的に加わることで生じる場合と，②疼痛伝達に関わる神経システム自体に異常をきたす，神経の可塑性によって生じる場合，が考えられている。炎症性の場合，内因性の種々の発痛物質が放出され，当該領域の侵害受容器を刺激する。同時に，軸索反射を介して近隣領域の侵害受容線維末端から神経ペプチドが放出され神経原性炎症を起こす。また，炎症によって侵害受容器の閾値が低下し，感受性が増大し痛みに対し敏感になる（sensitization）。

C. 鎮痛機序

運動療法による鎮痛機序はいまだ明確でないが，表3に掲げるいくつかの可能性が推定される。

表3　推定される鎮痛機序

1．身体機能の回復 後期高齢者でも運動療法にて体力の向上が認められる[4]。運動刺激は成長ホルモンを介して，骨形成促進や骨格筋の肥大・修復を担うインスリン様成長因子（insulin-like growth factor 1；IGF-1）分泌を促す。IGH-1 は軟骨形成にも働くので，骨粗鬆症の予防にもなる。
2．抗炎症作用 運動によって血中の炎症性サイトカイン IL-6 は著明に増加する[5]。IL-6 は骨格筋のエネルギー代謝の調節，骨格筋肥大や修復だけでなく，高濃度では逆に抗炎症作用を有することが示され，骨格筋由来の情報伝達物質ミオカインとの考えもある。
3．免疫機能増加 運動負荷によって血中カテコラミンと共に血中のリンパ球，白血球が増加する[6]。また，運動療法は加齢による免疫機能低下を抑制することが示されている[7]。

D．運動療法の実際

理学療法士が行う運動療法には，①拘縮予防のための関節可動域訓練，②起居，移動などの基本動作訓練，③負荷運動による筋力増強訓練，④座居，歩行など持久力増強訓練，⑤円滑な運動のための協調性訓練，⑥腰痛/五十肩に対する治療体操などがあるが，鎮痛を目的とした運動療法は限られる。運動療法は，急性痛に対しては一般に禁忌である。しかし，腰痛症，肩関節痛などの慢性痛に対し，薬物療法など他の保存療法に勝るとも劣らない効果をしばしば発揮する上，疼痛発現の原因を修復，解消することも期待できる。

（1）ウオーキング

腰回りや下肢の筋肉を使う代表的な運動である。下半身の筋肉の収縮運動は，マッサージ効果によって心臓から下にある血液を上に押し上げ，心臓へと戻す効果がある。その結果，下肢や腰の周囲の末梢循環が改善し酸素や養分が行き渡り，局所に蓄積した発痛物質が代謝され，凝り固まっていた筋肉の緊張がほぐれ，腰痛などが軽減する。また，腹筋や背筋など腰回りの筋肉も鍛えられ，腰痛の予防にもなる。

（2）腰痛体操[8]

腰痛体操の主な目的は体幹筋の強化と軟部組織の伸張である。一般的な運動項目は，①脊柱の可動性に関する運動（骨盤傾斜運動，腰椎の運動），②腰椎の運動に関与する下肢筋群の伸張運動（腸腰筋，大腿筋膜張筋，ハムストリングス，アキレス腱），③筋力強化運動（腹筋，背筋，殿筋），④脊柱安定化運動，である。代表的腰痛体操として，屈曲運動を中心にした Williams 体操，伸張運動を中心にした Mckenzie 体操がある。腰痛症の病態に合わせた治療体操を病期別に選択することや，物理療法を併用し疼痛をコントロールしながら継続的に行っていくことが大切である。腰痛は日常生活と密接に関連しているため，運動療法と同様に日常生活指導も重要治療手段である[8]。日常生活指導に関しては，腰痛教室などで正しい姿勢や動作を学ぶ。ビデオ，

パンフレットを通して理解を深めることも有効である。

（3）水中運動療法

浮力，揚力，静水圧，動水圧，粘性抵抗，温熱，冷却作用など，水が持つ物理的特性を利用し，主に水中歩行などを行う。通常のプール，流水プール，あるいは水中トレッドミルが用いられる。腰痛症には温水プールがよい。運動浴は温熱効果に加え，浮力により関節への荷重負荷が軽減し，姿勢保持のための筋活動を調整しやすくなる。腰痛症に伴う固定された姿勢パターンから解放され，ダイナミックかつ能動的に筋緊張を整えることのできる唯一の治療環境である。しかし，リラクセーションのみを強調すると，腰部の安定性のみが低下し，かえって痛みが増強することがある[9]。腰痛症の自己管理を目的に，水中運動を定期的に継続していくことが望まれる。

（4）他療法との組み合せ

①物理療法

しばしば併用して施行される。運動開始前は温熱，電気刺激療法などで疼痛閾値を上げ，運動終了後は寒冷療法，アイシングで炎症を抑える。

②神経ブロック療法[10]

神経ブロック下に痛みから解放された状態で運動療法を開始する。

③心理療法

・オペラント条件付け行動療法：望ましい行動が起きたときは，これを励まし，強化する。対応の反復によって目的とする行動を獲得，習慣化する。

・認知行動療法：痛み自体について，あるいは痛みによる行動抑制の弊害などの教育，啓発を通じて考え方，感じ方を変え，慢性疼痛下での新しい対応能力を獲得させる。

E. 疾患別にみた疼痛予防，改善のための運動療法

（1）腰椎疾患
- 生活習慣病（肥満）による腰痛；ダイエット併用による運動療法
- 変形性脊椎症による腰痛；体幹筋強化とストレッチングを基本とするホームエクササイズの励行
- 腰部脊柱管狭窄症；腰椎軽度前屈位に留意したウオーキング

（2）変形性股関節症
関節可動域の維持，改善，関節周辺の筋力増強を目的
- ボール体操；ゴム製ボール（直径45〜85 cm）に腰掛けての体操パターンと床に寝た状態で行う体操パターンがある。
- 筋力強化：スクワット（ハーフ），片脚起立，階段の昇降（約20 cm），腹筋運動（膝90度屈曲）など
- 水中運動；温水プールでの水中歩行，水中ストレッチング，水中筋力増強運動，リズム運動など

（3）変形性膝関節症
- ダイエット併用の歩行訓練，サイクリング，エルゴメーター，水中運動など
- 大腿四頭筋強化運動（図40）：枕つぶし運動，下肢伸展挙上（SLR）運動，膝伸展運動，スクワット動作など
- 股関節外転筋運動（図41）：膝関節周辺の筋肉のみならず中殿筋や大殿筋，大腿筋膜張筋を強化する。側臥位にて，4拍子のリズムで100回/日を目標
- 膝関節振り子運動；椅子に坐り下腿を下垂させ，軽く下腿を上げて力を抜き，振子運動をする。軟骨温存を目的とする。

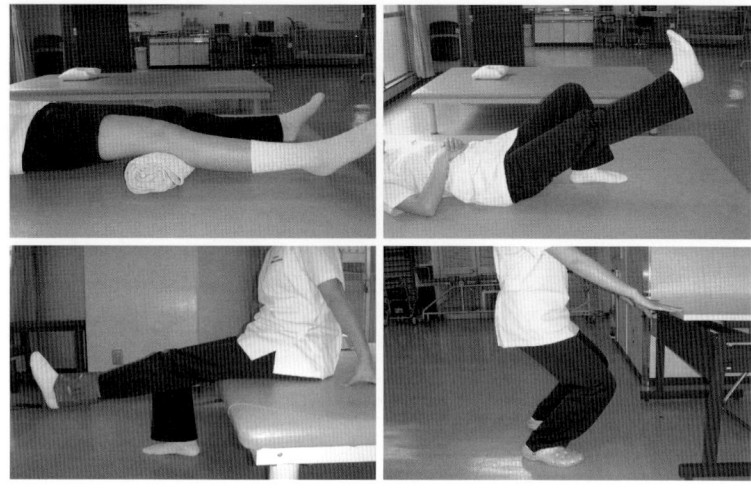

図 40　大腿四頭筋強化運動
A　枕つぶし運動；膝の後ろにロール状に巻いたタオルなどを置いてこれをつぶすように膝を伸ばす。
B　下肢伸展挙上（SLR）運動；仰臥位で，対側膝を屈曲した膝立て状態で大腿四頭筋の収縮を意識させながら下肢を浮かせ約 30 度挙上して保持する。
C　膝伸展運動；端坐位で両下肢を下垂し，膝関節 90 度から完全伸展させる。筋力に応じて足関節部に負荷をかける。
D　スクワット動作；立位で両手を机端に置き体を保持するか，壁にもたれかかる。腹筋に力を入れ，胸を張り，お腹をひっ込める。ゆっくりと膝を屈曲し，静止したあと，ゆっくりと膝を伸展する。

（4）骨粗鬆症

　骨折のリスクが高くなり，一旦，骨折すると数々の痛みに悩まされる。運動が骨密度を改善，増強することは知られている。骨は圧迫により骨形成に反応し，減圧迫により骨吸収に働く（Wolff の法則）。

・背筋強化運動；椎体骨折予防
・ダイナミックフラミンゴ（開眼片脚起立運動）療法（**図 42**）；1 分間の開眼片脚起立を 1 日 3 回（片脚起立時の大腿骨近位部には，両脚起立時の約 2.75 倍の負荷がかかる）。

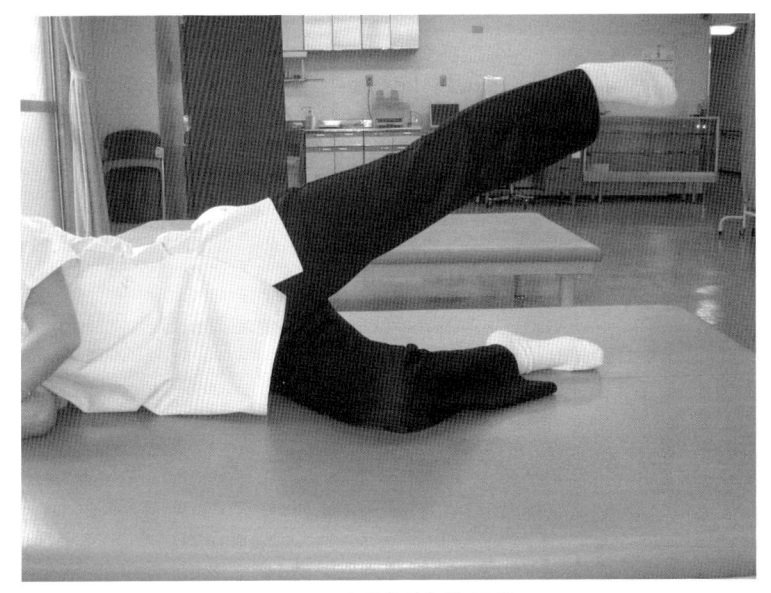

図41 股関節外転筋運動
足関節を最大背屈させ，膝関節を伸展し，脚を外転位に挙上させ，いったん静止する。このときやや前方に挙上しないことが大切である。ゆっくりと下ろし，全身の力を抜きリラックスする。

F．高齢者に対する予防的運動療法

　運動器不安定症（**表4**）のような身体機能低下に対しては，日常生活の工夫や訓練などによって機能を強化し，終盤に痛みに苦しむ時間を最小限に抑止することが肝要と考える。バランス訓練（ダイナミックフラミング療法），大腿四頭筋訓練（椅子に座り膝を最大伸展位にして踵を約10 cm浮かせて2〜3秒間持続させる運動を1日40回目標），また転倒予防のための各種運動，教室などが推奨される。

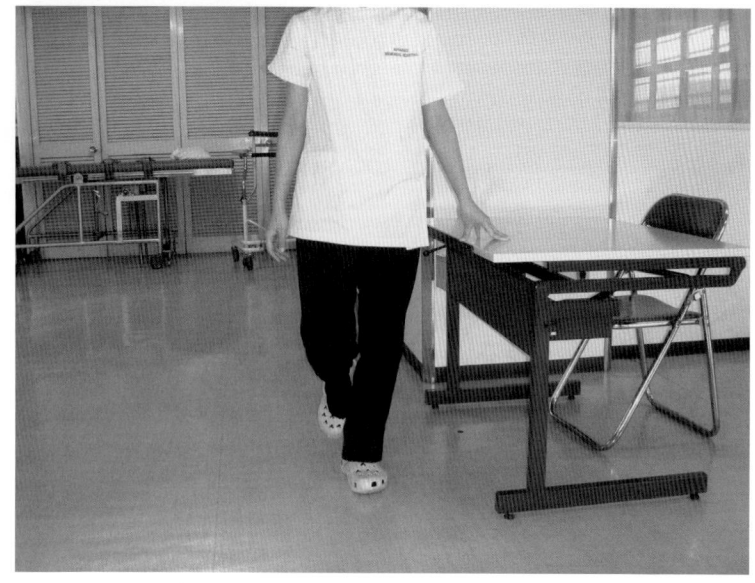

図 42　ダイナミックフラミンゴ（開眼片脚起立運動）療法
両手を下垂し足を軽く上げた状態で 1 分間片脚で立つ．その際，不安定であれば，軽く手を机か壁に触れておく．

表 4　運動器不安定症の診断基準

1. 加齢に伴い，反応時間の遅延，バランス機能の低下，筋力の低下，歩行能力の低下，深部知覚の低下，視聴覚機能の低下など機能の減衰がみられる．
2. そのうえ，脊椎圧迫骨折および各種脊椎変形，大腿骨頸部骨折など下肢骨折，骨粗鬆症，変形性関節症，腰部脊椎管狭窄症，脊髄障害，神経・筋疾患，関節リウマチおよび関節炎，下肢切断，長期臥床後の運動器廃用，高頻度転倒など 11 疾患の既往や罹患がある．
3. 日常生活自立度が要支援，要介護 1，2 である．または，運動機能の低下（開眼片脚起立時間<15 秒，または 3 m の"Up & Go"テスト 11 秒以上）がみられる．

まとめ

　運動療法は肥満や糖尿病など成人病の分野では近年注目を浴び，日常生活のなかにウォーキングやスポーツジム通いなどを取り入れる方が増えてき

た.しかし,慢性疼痛を対象とする運動療法への医療分野の取り組みは,リハビリ施設,研究調査ともいまだ十分でない.医療者育成の教育過程,あるいは医療保険制度への組み入れの強化が望まれる.人は動くことが基本であり,動かない,動かさないことで被る不利益が痛みとして現れることは容易に推測できる.運動療法のもつ未知の効果,効能が,高齢者あるいは運動器疾患患者であれ,今後期待される可能性は大きい.

文　献

1) Abenhaim L, Rossignol M, Valat JP, Nordin M, Aronac B, Blotman F, Charlot J, Dreiser RL, Legrand E, Rozenberg S, Vautravers P : The role of activity in the therapeutic management of back pain. Report of the International Paris Task Force on Back Pain. 2005：Spine **25**：1-33.
2) Doi T, Akai M, Fujino K, Iwaya T, Kurosawa H, Hayashi K, Marui E：Effect of home exercise of quadriceps on knee osteoarthritis compared with nonsteroidal antiinflamatory drugs：a randomized controlled trial. Am J Phys Med Rehabil 2008：**87**：258-269.
3) 白土　修：運動器リハビリテーションの効果；慢性腰痛症に対する運動療法の効果.臨整外 2006：**41**：749-755.
4) 飛奈卓郎,田中宏暁：運動とアンチエイジング.体育の科学 2001：**58**：237-241.
5) Petersen AM, Pedersen BK：The anti-inflammatory effect of exercise. J Appl Physiol 2005：**98**：1154-1162.
6) 鈴井正敏,長尾夫美子,竹田和由：無酸素性作業閾値はナチュラルキラー細胞活性の閾値としても考えられるか.（財）明治生命厚生事業団第14回健康医科学研究助成論文集,1999. p76-85.
7) Shinkai S, Konishi M, Shephard RJ：Aging and immune response to exercise. Can J Physiol Pharmacol 1998：**76**：562-572.
8) 川瀬真史：腰痛症に対する運動療法と生活指導.理学療法ジャーナル 2007：**41**：123-130.
9) 鈴木純一：慢性疼痛に対する理学療法アプローチ.理学療法ジャーナル 1995：**29**：175-180.
10) 田邊　豊,宮崎東洋：慢性疼痛に対するリハビリテーション—ペインクリニシャン—の役割.ペインクリニック 1995：**25**：878-883.

〔加納龍彦〕

VIII. 刺激解除やインターベンションによる鎮痛

1 経皮的椎間板内インターベンション鎮痛

椎間板ヘルニアは現在ではかなりの部分が自然吸収されることがわかっている。そのため，必ずしも外科的にヘルニアを摘出する必要がない。一方，椎間板造影は数十年前から行われていたが，近年になって経皮的に椎間板に操作を加えて椎間板ヘルニアの治療を行うことが行われるようになった。この方法は侵襲が小さく，椎間板摘出や脊柱管減圧などの外科的治療法を選択する前に試みる価値は十分にある。

A．経皮的椎間板内注入法

椎間板髄核に造影剤を注入して，その形状をX線撮影して観察するのが椎間板造影であるが，その際に併せて治療薬を注入するのが経皮的椎間板内注入である。

腰椎椎間板へのアプローチは局所麻酔下，X線透視下で行う。腰椎では約45度の角度で半伏臥位とし，斜位で透視する体位をとる。椎体の終板が一直線に透視できるように患者とX線装置の位置関係を調整し，水平面に対して直角方向から椎体を透視するのがコツである。穿刺針を目的とする椎間板の尾側の椎体の上関節突起の外縁（いわゆるスコッチテリアの耳の縁）を滑らせるように椎間板に向かって進めると，神経根の下方を通って腰椎椎間板に到達する。その後，椎間板中央部まで穿刺針を進める。（**図43A**）。

頸椎椎間板を穿刺するには，仰臥位で片方の指先で内頸動・静脈，気管，食道などを圧排してよけながら斜め前方から椎間板の中央部を目がけて穿刺する（**図43B**）。やはり終板を一直線に合わせることが重要である。

図43 椎間板穿刺

（A）腰痛椎間板穿刺のアプローチ法。X線透視，局所麻酔下で穿刺針を目的とする椎間板の尾側の椎体の上関節突起の上縁（いわゆるスコッチテリアの耳の縁）と神経根の下方の間隙を椎間板に向かって進める。その後，椎間板中央部まで穿刺針を進める。

（B）頸椎椎間板穿刺のアプローチ法。X線透視，局所麻酔下で，片方の指先で内頸動・静脈，気管，食道などを圧排してよけながら斜め前方から椎間板の中央部を目がけて穿刺する。針は必要以上に長いものは避ける。

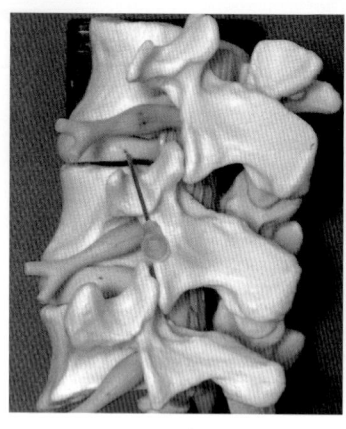

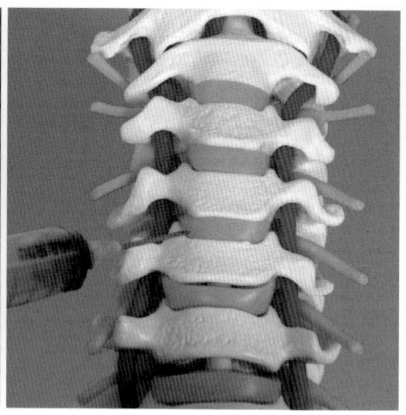

次いで，約2mlの造影剤（オムニパーク™など）を注入すると，いつも感じている疼痛が再現されるとともに椎間板髄核が造影される（椎間板造影）。これにより，穿刺針の先端が髄核内にあることが確認できる。その後に少量の局所麻酔薬と副腎皮質ホルモン薬（dexamethasone や betamethasone）を注入すれば椎間板変性による疼痛の治療となる。主な合併症は出血（血腫），感染（膿瘍），神経根などの神経組織損傷などである。

このとき，神経根を傷つけないように十分に注意する。穿刺のための注射針は21-22Gくも膜下穿刺針やブロック針が用いられるが，鈍な先端のブロック針の方が神経根や血管の損傷が少ない。頸椎の前方には様々な臓器や組織があり，さらには出血しやすく血腫ができやすいので注意を要する。頸部の血腫は気管圧迫による呼吸困難の原因となる。糖尿病などの患者では血腫は膿瘍化しやすく，さらに重篤となるので細心の注意が必要である。頸部

に血腫や膿瘍が出来ると，より圧力の低い胸郭内に流れやすい。そのため，縦隔血腫や膿瘍，血胸や膿胸になりやすく，なお一層の注意が必要となる。

B．経皮的椎間板内加圧注入法

突出して神経を圧迫している椎間板を経皮的に穿刺して加圧し，人為的にヘルニア腫瘤を穿破するのが経皮的椎間板内加圧注射である。これにより内容物（突出した髄核など）を椎間板外に押し出してヘルニア腫瘤を縮小させ，自然吸収させる。

上に述べたように椎間板造影後，さらに透視下で5〜15 mlの局所麻酔薬（1％メビバカインなど）を加圧しながら注入すると経皮的椎間板内加圧注入となる。加圧注入の過程で，突然注射器の圧力が抜けたら，ただちに注入を停止する。同時に造影剤が硬膜外腔に漏れ出し，ヘルニア腫瘤を穿破したことが確認できる（**図43，図44**参照）。続いて少量の副腎皮質ホルモン薬を物理的炎症の予防のために注入して終わる[1]。

さらに確認を確実にするには，椎間板内加圧注射の直後（造影剤が残っているうちに＝15分以内）にCT撮影を行い，ヘルニア腫瘤が穿破して，硬膜外腔に流入していることを観察する。1回の加圧注射で劇的に除痛されることもしばしばであるが，2週間ほどで徐々に改善することもある。また，1回で疼痛が改善しないときは再度繰り返すことも可能である[1,2]。

合併症は前項とほぼ同じと考えてよい。頸椎椎間板の加圧注入では，生理食塩液の液体を椎間板に注入するのに伴って頸髄を圧迫し，まれに上肢に痺れや麻痺を残すこともある（脊髄震盪）。これは一過性のことが多いが2〜3日続くこともある。その他に局所麻酔薬が反回神経に漏れ出すと一過性の嗄声が起こる。椎間板内加圧注射法の有効率は男性で77.3％，女性で84.9％と高い[1]。

C．経皮的椎間板減圧術

椎間板ヘルニアの椎間板髄核を経皮的に穿刺し，髄核へのレーザー照射に

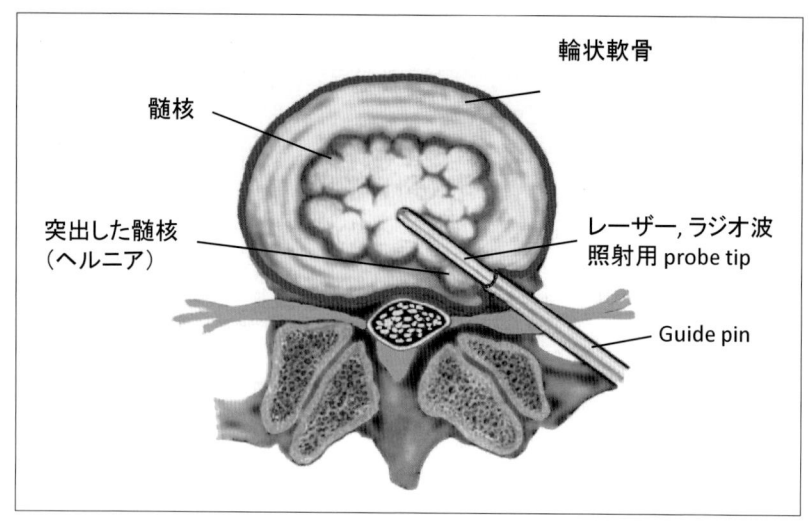

図44 腰椎椎間板髄核穿刺の摸式図
レーザーやラジオ波の照射はX線やCT透視下で行う。

より椎間板髄核を蒸散，あるいはラジオ波の発生する熱（高周波熱凝固の項を参照）により凝縮させるのが経皮的椎間板減圧術である．これにより，突出したヘルニア腫瘤が縮小して椎間板内圧が低下する．レーザーやラジオ波の照射装置が内部を通るので，ガイドピンは加圧注射に比べれば太いが，椎間板摘出の操作管よりはるかに細い（径5 mm程度）．

まず2～3 mmの皮膚切開を加えた後，細めの内針を椎間板表面まで穿刺し（椎間板穿刺の方法は前項で述べた通りである），これを軸にしてダイレーターで穿刺孔を拡大する．次いで，ガイドピンを挿入し，これを通してレーザーやラジオ波の照射用probe tipを椎間板髄核に挿入する（図44，45）．照射の操作はX線やCT透視下で行う．合併症は前項とほぼ同じである．有効率は66％と報告されている[3]．

D．経皮的椎間板摘出術

ガイドピンを通して椎間板を専用の装置（小さな鉗子と内視鏡が装備され

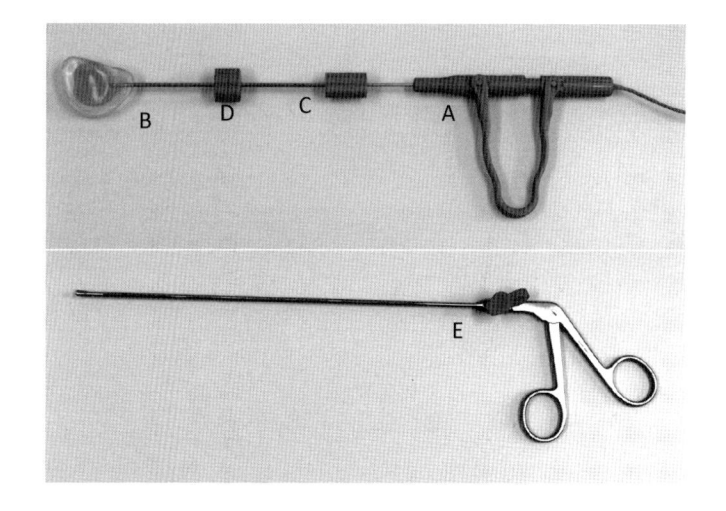

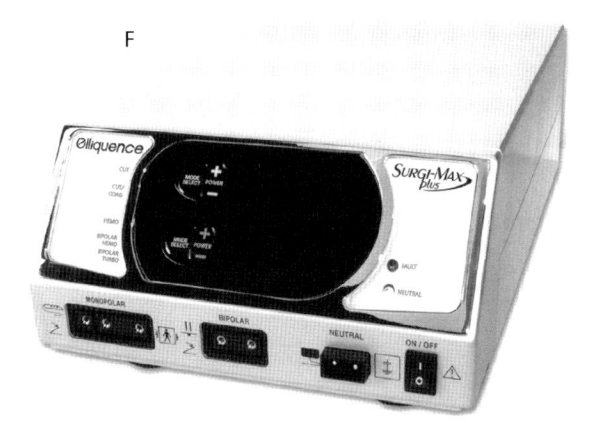

1. 経皮的椎間板内インターベンション鎮痛　**105**

図45　椎間板減圧術（高周波熱凝固による）の手術器械セット
　髄核凝固装置（Disk-FX™ System）の柄の部分（A）と電極の先端（B）が椎間板髄核に挿入されている摸式写真。（C）カニューラ，（D）カニューラストッパー，（E）操作用の鉗子，（F）含肢ラジオ波発生装置（Surgi-Max™ Plus）。

ている）を使って摘出し，椎間板内を減圧する方法が経皮的椎間板摘出術である。これは腰椎に行われる。これにはいくつかの方法と器具が考案されている。椎間板内加圧注射とほぼ同じアプローチで椎間板髄核内にガイドピン

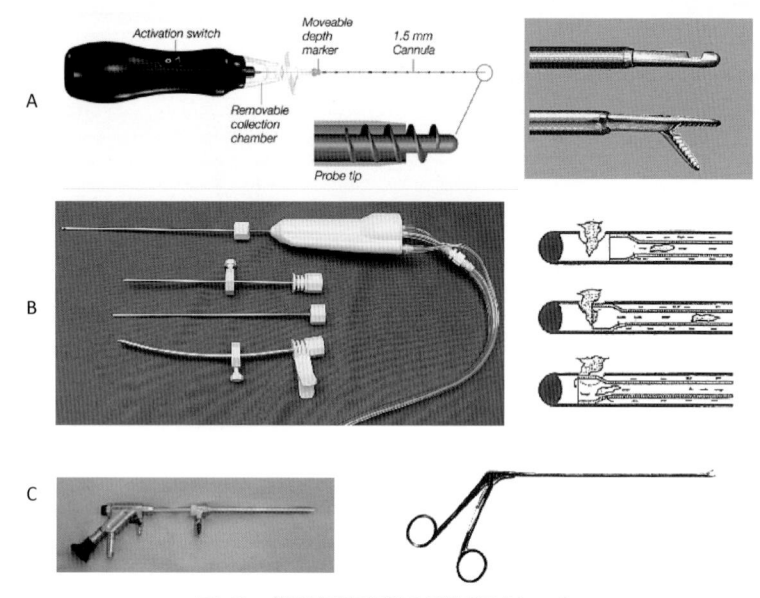

図46 椎間板摘出術の手術器械セット
(A) Decompressor™，螺旋状の器具を回転させて髄核を吸引する。(B) Nucleotome™，shaver を回転させて髄核を吸引する。(C) 経皮的内視鏡下椎間板摘出術セット（左）。内視鏡下で小さな鉗子（土方式鉗子™＝右）を用いて摘出する。数種類のセットが考案，発売されている。

を挿入する。ガイドピンに直径 2 mm のプローブを挿入して内部から髄核を摘出する。これには螺旋型 probe tip（Decompessor™）により髄核を砕片化して吸引・摘出する方法（**図 46A**）と小鉗子と回転型 shaver（Nucleotome System™）により髄核を破砕し吸引・摘出する方法がある（**図 46B**）。この方法はガイドピンが細く，低侵襲で合併症が少ない。

E．経皮的内視鏡下椎間板ヘルニア摘出術

経皮的内視鏡下椎間板ヘルニア摘出術では，操作管を椎間板内加圧注射に準じた方法で経皮的に椎間口よりヘルニア腫瘤に直接アプローチする。この操作管を通して，直径 6 mm の内視鏡，直径 3.5 mm の鉗子，高周波熱凝固

電極，レーザー焼灼装置などを挿入し，直接的にヘルニア腫瘤を摘出する．（図46C）。操作管の径は太く，種々の器具を出し入れするので，本法では血腫や感染の可能性は高くなる．有効率は70％以上と報告されている[4]。

文　献

1) 吉田　徹：椎間板内加圧注射療法，MB Orthopaedics．2003：**16**：87-96．
2) 湯田康正，瀬川康彦：頸椎椎間板造影・椎間板内加圧注射法．ペインクリニック．1999：**20**：1047-1052．
3) 河合　大，里見和彦：レーザー椎間板除圧術，MB Orthopaedics．2003：**16**：103-109．
4) 野村　武，持田譲治：経皮的髄核摘出術，MB Orthopaedics．2003：**16**：97-102．

〔相田純久〕

VIII. 刺激解除やインターベンションによる鎮痛

2 硬膜外インターベンション鎮痛

　急性・慢性痛に対して，硬膜外ブロック特に持続法は歴史的に見ても多くの成果を上げてきた。しかし，硬膜外ブロック中は血圧低下が起こり，一過性運動機能の低下も懸念される。そのため，管理が煩雑となる。最近では鎮痛のために，局所麻酔薬のほか，種々のものを硬膜外腔内に投与することが考えられている。

　一般に，くも膜下腔穿刺後の頭痛（postdural-puncture headache：PDPH）は髄液の漏出と思われているが，くも膜下腔に空気を注入したための髄膜刺激症状の方が多い[1]。特に空気を用いた抵抗消失法による硬膜外ブロック後では頭痛が圧倒的に多いことが指摘されている（図47）。このような頭痛に対しては硬膜外輸液や硬膜外自家血パッチは無効であるので注意を要する。また，抵抗消失法には生理食塩液を用いるのが安全である。生理食塩液の使用により，PDPHは圧倒的に減少する。

A．持続硬膜外鎮痛

　Beharら[2]（1979年）が癌性疼痛の患者に対してモルヒネの硬膜外投与を行ってから，硬膜外腔に鎮痛薬（局所麻酔薬ではなく）を投与することが日常的になった。硬膜外投与には全身投与によりさらに優れた効果があることが確認されている。投与の適応となる薬剤はオピオイド，α_2 adrenaline受容体作動薬などであるが，後者はまだ一般的ではない。硬膜外腔に投与された薬剤は細胞外液の拡散により髄膜（硬膜，軟膜，くも膜）を透過して脊髄に到達する。そのため，血液脳関門の影響を受けることなく中枢神経内に移行

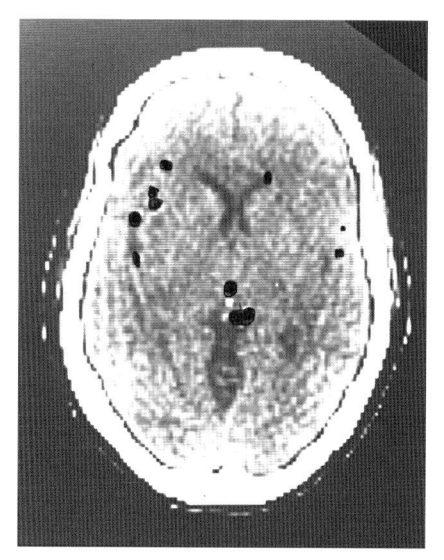

図 47　硬膜外穿刺後の頭蓋内の気泡
空気を用いた抵抗消失法で硬膜外穿刺を行う際に，誤って硬膜を穿孔すると直ちに脳の深部に気泡が送り込まれる。第 3 脳室，側脳室にも気泡が見られる。この気泡が激しい頭痛の原因となる。生理食塩液を用いると気泡による頭痛は起こらないので，全体としての PDPH の発生は激減する。文献 1) より引用。

する。

　髄膜は疎水性の脂質が主成分であり，脂溶性の fentanyl などの方が脂質に富む組織である髄膜を通過しやすい。その一方，これらは効果発現こそ早いが（約 10 分），脂質の多い神経組織では受容体以外にも大量に移行するために多量の投与が必要となる。これにより血中濃度は上昇し，局所（硬膜外）投与により副作用の軽減を図るという利点は全く失われる。それゆえ，透過時間はやや遅いが（約 20 分）低用量で効果を発現する水溶性鎮痛薬の使用が好まれる。

　硬膜外鎮痛と硬膜外麻酔の違いは用いる薬剤の違いのみではない。鎮痛薬

は脊髄に拡散・浸透して後角神経細胞のオピオイド受容体に働くが，局所麻酔薬は硬膜外腔を通過する神経根に作用して効果を現す。それゆえ鎮痛を目的とする身体部位に対して，鎮痛薬は「脊髄分節」に応じた硬膜外腔に投与するが，局所麻酔薬は「脊椎分節」に従って投与する。双方の分節は頸椎と頸髄ではあまり差はないが，上部胸椎，下部胸椎の順に乖離が広がり，腰椎と仙椎では両者は全く一致しない[3]（図48）。

現在，確立されている硬膜外投与のための薬剤はオピオイドがほとんどである。これらには μ, κ, δ の受容体作動薬の3種類がある。脊髄には δ 受容体の発現は少なく，硬膜外投与には用いられない。μ 受容体作動薬（morphine, buprenorphine, fentanyl など）には表5に示したような副作用が多く，一方 κ 受容体作動薬（pentazocine, butorphanol, eptazocine）には副作用が少ない。以前は κ 受容体刺激には不快な精神刺激作用があると誤解さ

表5　各オピオイド受容体サブタイプとその刺激による作用

	μ 受容体	δ 受容体	κ 受容体
内因性リガンド	βendorphin Endomorphin I, II	enkephalin 類	dynorphin
作動薬	codeine, buprenorphine, morphine, pethidine	pethidine	ketocyclazone, eptazocine, pentazocine, butorphanol
選択的作動薬	DAMGO	DPDPE, deltorphin	U-50, 488H
選択的拮抗薬	βfunartlexamine	naltlindole	nornaltorphimine
生理的効果	鎮痛，多幸感，依存性 呼吸抑制，徐脈，縮瞳 鎮静，悪心・嘔吐，尿閉 搔痒感，便秘，体温降下， カタレプシー	鎮痛，依存性，縮瞳 悪心・嘔吐，搔痒感 呼吸抑制	鎮痛，鎮静，縮瞳，利尿 徐脈，嫌悪感
脳内分布	線条体，視床，視床下部 中脳，橋，延髄，脊髄， など	線条体，中脳，など	線条体，視床，視床下部 中脳，橋，延髄，脊髄，など
細胞内伝達系	Ca^{2+} channel 閉鎖 K^+ channel 開口 cAMP 産生抑制	Ca^{2+} channel 閉鎖 K^+ channel 開口 cAMP 産生抑制	Ca^{2+} channel 閉鎖 K^+ channel 開口 cAMP 産生抑制

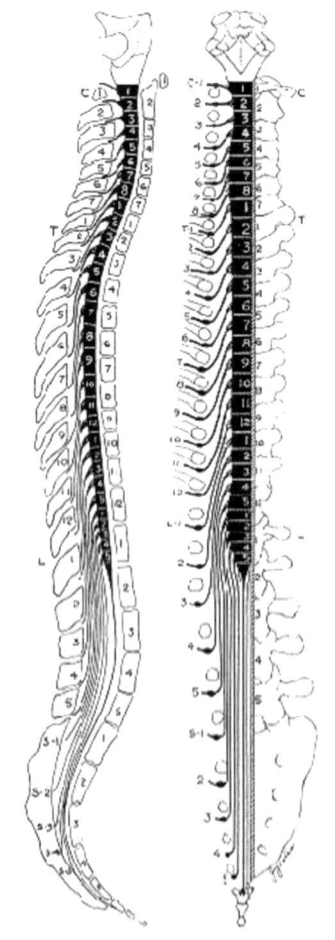

2. 硬膜外インターベンション鎮痛　*111*

図 48　脊椎分節と脊髄分節の乖離
説明は本文参照。文献 6) より引用，一部改変。

れていた[4]。しかし，これは非特異性の反応であり，近年は副作用の少ない κ 受容体刺激が注目され始めている。硬膜外投与には比較的水溶性の高い ep-tazocine が適しており，120 mg/day で副作用がほとんどなく安定した鎮痛

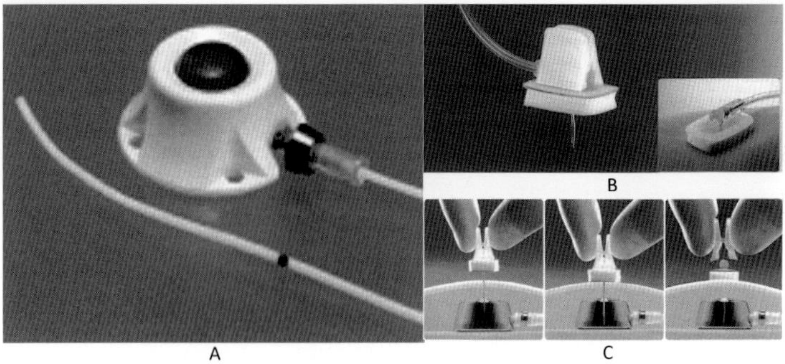

図49 体内埋め込み式のアクセスポート付き硬膜外カテーテル
ポータカットⅡ™。(A) カテーテルの先端と皮下アクセスポート。(B) グリッパーニードル™（リザーバー用針）。(C) グリッパーニードルを皮下のアクセスポートに連結する。

が得られる[5]。

持続硬膜外鎮痛には硬膜外カテーテル留置が必須であり，これに伴う硬膜外血腫や感染（膿瘍や髄膜炎）が最大の副作用である。その他にオピオイドの使用にまつわる副作用がある（**表5**）。

硬膜外カテーテルの留置継続には感染を避ける意味から，通常は長期間の留置は行わない。それゆえ，この方法は慢性痛より急性痛の管理（術後痛，急性腰痛，椎体圧迫骨折，肋骨骨折，帯状疱疹など）に適している。また，硬膜外カテーテルのアクセスポートを皮下に埋め込み，癌性疼痛などの比較的長期の疼痛管理を行うための装置もある（**図49**）。局所麻酔薬による硬膜外ブロックも広義では硬膜外鎮痛であるが，鎮痛薬の硬膜外投与という狭義での硬膜外鎮痛について述べた。

B．硬膜外輸液

脳脊髄液の漏出が原因で，頭痛，嘔気・嘔吐，項背部痛をはじめとする全身痛（髄膜刺激症状）などが起こる。外傷などの外力により硬膜に微小な破綻がおこって亀裂が生じると脳脊髄液減少症が惹起される。また，くも膜下

腔穿刺後の穿孔に髄液の漏出が起こると髄液漏出性 PDPH が惹起される。これらの症状改善のために硬膜外輸液や硬膜外自家血パッチが行われる。これらの低髄蓋内圧症の硬膜外輸液による治療は 1988 年の Gibson ら[5]の論文まで遡る。

　髄液漏出による上記の症状が認められた場合，硬膜外穿刺を再度行って持続硬膜外カテーテルを挿入する。このカテーテルより自動輸液ポンプを使用して 50 ml/h で輸液を行う。この輸液には 5％ブドウ糖液または生理食塩水液が用いられる。輸液により硬膜外腔が満たされると髄液の漏出が止まり，頭痛などの症状が改善する。この状態を数時間維持した後，30〜60 分間輸液を停止する。頭痛が再燃すれば輸液を再開する。これを繰り返し，改善が十分であることを確認したのち，硬膜外カテーテルを抜去する。

　硬膜外腔に注入された輸液は 20 分程度で速やかに吸収されるので，治療後に大きな影響や副作用を残さないのがこの方法の利点である。起こりうる合併症としては，硬膜の再穿刺，硬膜外腔の感染や血腫などがある。後に述べる硬膜外自家血パッチと異なり，硬膜外輸液は安全性が高い。それゆえ，まず硬膜外輸液を試みる価値がある。これが無効と判定され，かつ必要があれば硬膜外自家血パッチを考慮する。

C．硬膜外自家血パッチ

　硬膜の亀裂部や穿孔部に自家血（直前に肘静脈などから採取する）を注入して髄液漏出部を凝固血により塞ぐ（自家血パッチ）のが目的である。これに際してはむやみに自家血を注入してはならない。自家血といえども，誤ってくも膜下腔に注入するとくも膜下出血を人工的に作ることになるので，細心の注意が必要である。また，施行後は硬膜外腔の癒着は必至であり，これにもとづくと思われる神経症状を惹起した経験がある。さらに，血管外に漏出したヘモグロビンや鉄は神経毒性を持つことが指摘されており，自家血の神経根，馬尾神経，脊髄などへの影響も懸念される[7]。これらのことを考えると，硬膜外自家血パッチを行う前に硬膜外輸液を第一選択とすることが望ましい。

まず，硬膜外穿刺を行い，持続カテーテルを挿入する（カテーテルは短く切ったほうが血液を注入しやすい）。次いで透視下でカテーテルに造影剤1〜3 ml を注入し，先端が硬膜外腔内にあることを確認する。カテーテル先端が硬膜外腔にあれば造影剤は先端付近に貯留して見えるが，くも膜下腔にあると直ちに拡散するために先端の造影剤の貯留が起こらない。確認したのちに自家血10〜20 ml を注入する。注入後は翌日の朝までベッド上安静とし観察する。自家血パッチのための穿刺部位は髄膜の穿孔部に近くなければ，効果がないことは言うまでもない[8]。一方，気泡性PDPHに自家血パッチを行っても効果は期待できないばかりでなく危険である。

D．くも膜下癒着剥離術

非常に細い（直径0.9および1.4 mm）内視鏡を脊髄くも膜下腔（L2/3-L5/S）より挿入し，馬尾神経，神経根，脊髄，延髄，さらに大脳至るまで詳細に観察する方法がある。この画期的な方法は1990年代より下地ら[9]により開発され，中枢神経系の観察，診断，インターベンションに応用されている。

通常の脊髄くも膜下穿刺と同じ方法でくも膜下腔を穿刺するが，太いTouhy針（15および12ゲージ）を使用するため髄液が噴き出すことが多く十分に注意する必要がある。X線透視下で，Touhy針のベーベルを必要な方向に向け，さらに内視鏡下に神経や血管などの組織を確認しながら慎重にファイバースコープの先端を中枢神経系内の必要な部位に誘導する。

それまでは不可能とされていた中枢神経の直接観察が，これにより可能となった。また，細いマニプレーターを挿入してインターベンションを加えることも可能である。頭痛，腰痛，麻痺，などの患者に適応があり，これらの症候に関与する原因の診断や治療を行うことが可能である。

これまで原因不明とされてきた中枢神経系の異常に関係すると思われる頭痛，腰痛，全身痛などが内視鏡検査の対象とすることが可能となった。特に，癒着性くも膜炎が原因である痛みに対しては内視鏡下に癒着部を慎重に剥離することにより症状が改善することが報告されているが，さらなる適応の開発と発展が期待される[10]。

考えられる合併症としては，髄液の漏出による低脳圧症候群，くも膜下出血，神経損傷によるしびれや運動麻痺などであろう．

E．エピドラスコピー

椎間板ヘルニアなどでは，硬膜外造影を行った後に痛みの改善があることは古くから認められていた．これは粘度の高い造影剤を硬膜外腔に大量に注入した結果，硬膜外腔内の癒着が剝がされるためと理解されてきた．すなわち，硬膜外腔に癒着が起こると痛みが生じると考えられている．この考えに基づいて行われるのがエピドラスコピーである．

癒着が生じる前提として，硬膜外腔に何らかの炎症が存在していることは明らかである．この癒着が硬膜外腔を通過する神経根を巻き込んでいれば，痛みはさらに強いことは容易に理解できる．それゆえ，硬膜外腔の癒着を意図的に正確に剝離することにより痛みを軽減できる．そのために内視鏡下で癒着剝離を行う[11]．

内視鏡の挿入は仙骨部硬膜外穿刺と同じである．患者を伏臥位とし局所麻酔下で仙骨裂孔部の皮膚に小切開を加え，硬膜外穿刺針を硬膜外腔へ挿入する．この中にガイドワイヤーを挿入し，ダイレーターで穿刺孔を拡大した後，ビデオガイドカテーテルと内視鏡を硬膜外腔へ挿入する（図50）．視野を確保するために生理食塩液を注入しながら，内視鏡の操作を行いつつ癒着を剝離する．このとき，X線透視を併用して安全性を高める必要がある．このほかに，癒着剝離部を生理食塩液で洗浄するとよい．これは，炎症性化学メディエーターを洗浄・除去する意味があると考えられている．洗浄液は全量で500 ml 以内とすることが推奨される[11]．

合併症としては局所疼痛，頭痛などに加えて，まれに神経根損傷，硬膜穿孔，硬膜外膿瘍や血腫，脊髄梗塞，脊髄損傷，硬膜内外の出血などがある．硬膜外腔の癒着に基づく疾患（腰椎椎間板ヘルニア，脊椎手術後症候群，変形性腰椎症など）に対して適応がある．しかし，炎症・癒着の原因を治療している訳ではなく，再癒着は十分にあり得る．さらに内視鏡操作自体が物理的，その他の炎症を惹起する可能性は否定できず，再癒着時は以前よりも重

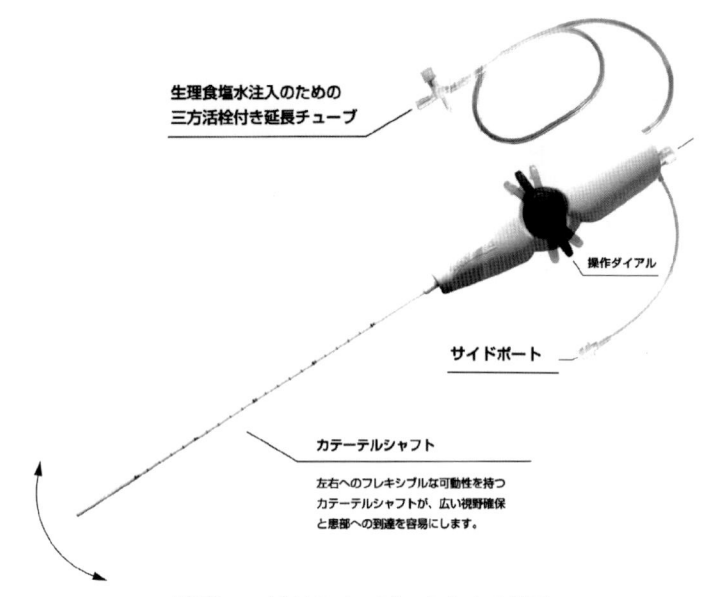

図50　エピドラスコピーのための器具
直径3mmの内視鏡を操作し，送水と吸引を繰り返して硬膜外腔の癒着を剝離し，洗浄する。

症化する可能性も否定できない．また，いまだ遠隔成績など，不明の点も残されていると考えられる．

文　献

1) Aida S, Taga K, Yamakura T, Endoh H, Shimoji K：Headache after attempted epidural block. Anesthesiology 1998：**88**：76-81.
2) Behar M, Magora F, Olshwang D, Davidson JT：Epidural morphine in treatment of pain. Lancet. 1979：**10**：527-529.
3) Pfeiffer A, Branil V, Herz A, Emrich HM：Psychotomimesis mediated by k opiate receptors. Science 1986：**233**：774-776.
4) 相田純久：硬膜外鎮痛法をκ作動薬とNMDA拮抗薬から考える—鎮痛機序の考察と仮説．日本臨床麻酔学会誌，2008：**28**：204-216.

5) Gibson B, Wedel DJ, Faust RJ, Peterson RC：Continuous epidural saline infusion for the treatment of low CSF pressure headache. Anesthesiology 1988：**68**：789-791.
6) Bonica JJ：Applied anatomy relevant to pain, in The Management of Pain, 2nd edition. Edited by Bonica JJ. Philadelphia, Lea & Febigar, 1990：133-158.
7) Matz P, Weinstein P, States B, Honkaniemi J, Sharp FR：Subarachnoid injections of lysed blood induce the hps70 stress gene and produce DNA fragmentation in focal areas of the rat brain. Stroke 1996：**27**：504-512.
8) 藤原亜紀，橋爪圭司，渡邉恵介，佐々岡紀之，古家　仁：X線透視下硬膜外自家血パッチのCTによる評価．ペインクリニック．2009：**30**：487-492.
9) Shimoji K, Ogura M, Gamou S, Yunokawa S, Sakamoto H, Fukuda S, Morita S：A new approach for observing cerebral cisterns and ventricles via a percutaneous lumbosacral route by using fine, flexible fiberscopes.. J Neurosurg 2009：**110**：376-381.
10) Uchiyama S, Hasegawa K, Homma T, Takahashi HE, Shimoji K：Ultrafine flexible spinal endoscope (myeloscope) and discovery of an unreported subarachnoid lesion. 1998：Spine 1；**23**：2358-2362.
11) 有田英子，花岡一雄：エビドラスコピーの手技．ペインクリニック 2001：**22**：1635-1643.

（相田純久）

VIII. 刺激解除やインターベンションによる鎮痛

3 経皮的椎骨やその他の骨のインターベンション鎮痛

　以前は脊椎に対してのインターベンションは観血的な手術しか考えられなかったが，経皮的に操作を加えて脊椎の変形・変性の治療を行う方法が最近可能になった。椎体内に支持性の高い物質（骨セメントなど）を注入する方法，椎体の内圧に変化を加える方法などである。これらの方法は未だ完全に確立された方法ではないが，その低侵襲性から大いにその将来が期待でき，普及すると思われる。

A．減圧骨穿孔術（骨髄減圧術）

　経皮的椎体形成術（次の項）に際して，骨セメントの注入困難な患者に対し骨セメントの注入を断念した患者においても椎体骨髄穿刺を行ったのみで腰痛が軽減していることが多いのに小橋ら[1]が初めて注目した（2004）。これが椎体圧迫骨折に対する減圧骨穿孔術の始まりである。彼らは骨に孔をあけることによって骨髄内圧が低下するために，痛みが取れるのだと推論した。次いで新城ら[2]が，膝関節痛に対して減圧骨穿孔術を行うと疼痛が緩和することを報告した（2005）。この方法は最近になって注目されている治療法である。
　この手術は骨髄炎のときなどにドレナージのために行われる骨穿孔術と手技は同一であるが，疼痛治療のために行う骨穿孔術の正式名称は未だ定まっていない。骨髄減圧術と呼ばれることも多いが，現在のところ骨髄内圧が痛みの患者で高くなっているという確証も，骨髄穿刺で骨髄内圧が低下するという証拠もない。ここでは仮に減圧骨穿孔術とする。

これと前後して，湯田ら[4]は圧迫骨折した椎体の骨穿孔術を行う症例を重ね，この方法を確立するとともに種々の疼痛に対し，種々の骨の減圧骨穿孔術を行い，適応を広げていった。その適応と有用性について述べると，腰痛，外傷後の痛み，五十肩，膝関節痛，その他の難治性痛や神経痛などと適応は広いようである。さらに，大腿骨骨頭壊死においても，骨穿孔術により壊死の進行が減速し，痛みも軽減することが認められている[3]。効果には個人差があり，数日の場合もあるが数ヵ月に及ぶ場合が多く，中には2～3年に及ぶこともある。しかし，永続的とは言えない。これは，骨の孔が塞がって行くからと考えられている。この場合は状況を観察しながら減圧骨穿孔術を繰り返すことが可能である[4]。

　骨穿孔術の手技はおおむね簡単である。まず全ての骨に対して共通な手技を述べると，X線透視，局所麻酔下で，血管や神経を避けて目的とする骨の部位（圧痛のある部位を選択するとよい）にガイド針で穿刺し，次いで通常は12～14G骨髄穿刺針（図51）を誘導する。骨表面に達したら，さらに骨膜に局所麻酔薬を浸潤させる。回転しながら針を押し進めると骨髄に針が到達する。骨髄に穿刺針が到達すれば，穿刺針に装着した注射筒より骨髄血を吸引できる。そこで少量の造影剤を注入すると，造影剤が骨髄内を素早く移動

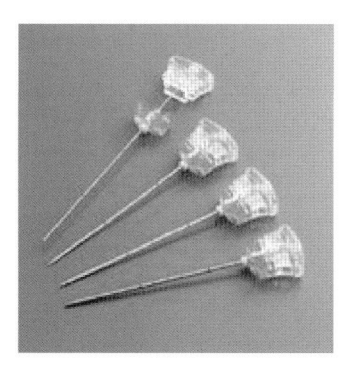

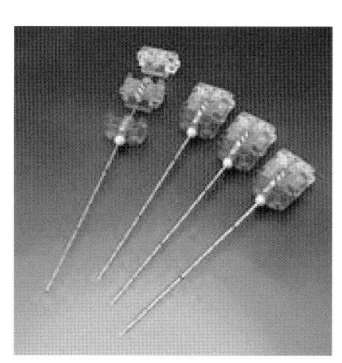

図51　骨髄穿刺針
ボーンニードル[TM]。(A) 2重針。(B) 3重針。

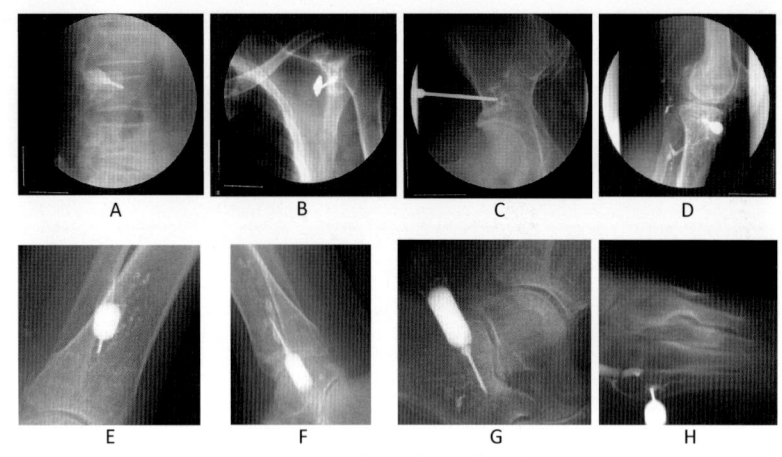

図52　各種の減圧骨穿孔術

骨髄に少量(1-2 ml)の造影剤を注入すると素早く移動するのがわかる。(A)腰椎椎体肩甲骨, (B)上腕骨近位端, (C)寛骨, (D)脛骨近位端, (E)脛骨遠位端, (F)腓骨遠位端, (G)踵骨, (H)第5趾基節骨。A-Dはボーンニードル™3重針を, E-Hは18Gカラー針を使用(造影剤入り注射筒が取り付けてある)している。

したのち静脈に還流するのが見られ, 同時に通常感じているような痛みが再現される(図52)。

脊椎椎体に対する減圧骨穿孔術では, 半伏臥位をとり, 約45°の斜位でX線透視する。上関節突起前縁または上縁を滑らせるように椎体中央部に穿刺針を誘導する。椎体側方中央部を椎体動・静脈脊髄枝が前後に走行しているので, 穿刺は椎体上下方向の中央を避け頭側終板に近い部位(約3分の1)で行うのが安全であろう(図52A, 53)。

これで穿刺針を抜去すれば骨穿孔術の手技は終了するが, その前に穿刺針の内針を抜いて解放し, 骨髄血の自然逆流の有無を確認する。逆流があれば(術後出血を防ぐために)内針を再挿入して3分程度経過を看た後に内針を抜いて再び骨髄血の逆流がないことを確認する。これを繰り返して逆流が見られなくなった時点でゆっくりと骨髄穿刺針を抜去する。合併症には, 出血・血腫, 感染, 骨折, 異所穿刺などがある。本法は外来でも可能であるが,

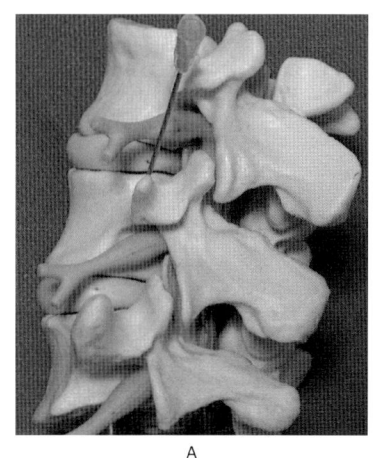

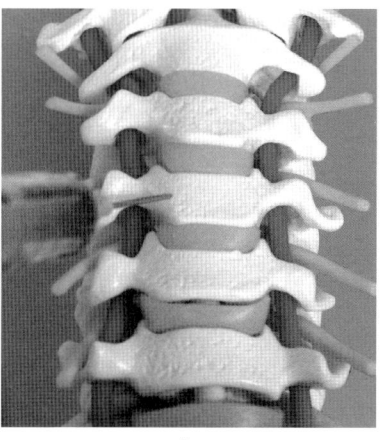

図 53　椎体の穿刺（斜位法）

腰椎・胸椎椎体の穿刺（左）は関節突起の上縁から椎体中央部の上 3 分の 1 に針の方向を定めて穿刺する。局所麻酔後，X 線透視下で先ず骨髄穿刺針のガイダーを目的とする穿刺部位に誘導する。ガイダーを通して骨髄穿刺針を誘導し，一度ガイダーを抜いて骨膜に局所麻酔を追加した後，針を回転しながら骨髄穿刺を行う。骨髄に達すると穿刺針から骨髄血が注射筒に吸引できる。骨髄血の吸引が確認できたら，2 ml 程度の造影剤を注入すると骨髄が造影される。頸椎椎体の穿刺は頸動静脈を圧排しながら側方より気管と食道を避けて椎体中央部に針の方向を定めて穿刺する。

深部の骨髄穿孔後は 1 泊入院して観察するのが望ましい。

　高度の骨粗鬆症を伴った患者では，穿刺針が簡単に骨を貫通するので十分な注意を要する。頭蓋骨，肩甲骨，腸骨，肋骨，などでは貫通すると重要組織や臓器を損傷する可能性が高いので，特に慎重に操作を行う。穿刺針に目印を付けて常に深さに注意を払う，ストッパーなどを装備する，長すぎる穿刺針の使用を避ける，などを推奨する。大腿骨，脛骨，上腕骨など，また青・壮年の緻密な骨は非常に固いので，穿孔には手動式あるいは動力式ドリルやルーターを使用することも可能である。また，骨髄穿刺針を用いることに固執する必要はなく，通常のカラー針やブロック針を用いても穿孔は可能である。小さな骨の穿孔にはこれらの方がより適するほか，大きな骨に対しては大きさと症状に応じて幾つかの穿孔を作ればよい[5]。

副作用と合併症であるが，骨髄は非常に血流の豊富な組織で，孔をあければ必ず何らかの出血はあり得る。これを防ぐためには骨穿孔後数時間の患部の圧迫が必要である。出血による血腫が組織内圧を高めたり神経を圧迫したりすると強い痛みを伴うことがある。次に細菌感染，特に骨髄炎であるが，厳重な皮膚や器具の消毒を行うことにより回避できる。感染が起きたときは，抗生物質の投与を行い，場合によっては切開排膿の必要なことも想定される。

　痛みが骨穿孔術によりなぜ取れるのか，上に述べたようにその理由の詳細はいまだ不明である。また，疼痛部位の皮膚の神経支配（dermatome），骨の神経支配（osteotome），筋肉の神経支配（myotome）のいずれも一致しないことが多い。しかし，さまざまな状況に応じて骨髄圧が変化している可能性が示されており，骨髄への造影剤注入時の疼痛の再現や骨穿孔後ただちに痛みが軽減するなどから，骨髄圧の減圧が関与している可能性は否定できない[6]。もしそうであるならば，わずかな気圧の低下（天候の悪化）で慢性痛が強くなることの説明になるかも知れない。

B．経皮的椎体形成術

　近年，骨セメント（polymethyl-methacrylate；PMMA, calcium phosphate cement；CPC）により骨の欠損部を形成して復元する方法が可能となり，当初は骨吸収性の悪性腫瘍に用いられていた。最近では骨粗鬆症や外傷による椎体圧迫骨折にも応用されている。経皮的椎体形成術（percutaneous verteburoplasty）は急性期にも慢性期にも適応と言われているが，急性期に施行するとより効果が大きい[7]。ここでは，経皮的椎体形成術を中心に述べる。

　通常，CT透視下あるいはX線透視下で12〜14G骨髄穿刺針を用いて椎体を穿刺する。左右均等に形成するために両側から2本の穿刺針を挿入することが多い。ここまでの操作は椎体に対する減圧骨穿孔術とほぼ同様である。椎体内での穿刺針の位置を正確に把握するにはCT透視下で行う方が好ましい。目的とする位置まで針先が到達したら，椎体の圧迫・変形の程度に

表6 骨髄減圧骨穿孔術と経皮的椎体形成術との比較

	骨髄減圧骨穿孔術	経皮的椎体形成術
効果		
即効性	あり	あり
持続性	長くとも2年	あり
確実性	やや確実	やや確実
簡便性	簡便	複雑
侵襲性	極めて低い	やや低い
反復性	可能	不可
適応	骨腫瘍を除く慢性疼痛	椎体骨折，骨腫瘍
副作用，合併症		
出血・血腫	可能性あり	可能性あり
穿刺針による神経損傷	可能性あり	可能性あり
重合熱による神経損傷	なし	可能性あり
セメントによる神経・脊髄損傷・圧迫	なし	可能性あり
肺塞栓	なし	可能性あり
費用	低額	高額

応じて各々1〜3 mlの骨セメントを穿刺針よりゆっくりと注入する。骨セメントが固形化すると穿刺針が抜去できなくなるので，注入後は骨セメントが固形化する前に穿刺針を抜去することが肝要である。

注入速度が遅すぎると骨セメントが重合して固形化し，注入が困難となる。逆に早すぎたり，量が多すぎると骨セメントが脊柱管内や椎間口に漏出して脊髄や神経根を圧迫するので注意が必要である。骨セメントが固形化する際に重合熱を発するので，この発熱による神経根などの損傷がないように注意が必要である。その他の合併症については，減圧骨穿孔術と同様である。

椎体圧迫骨折に対する，骨髄減圧骨穿孔術と経皮的椎体形成術との比較を**表6**に示す。減圧骨穿孔術は効果の持続性の点では劣るが，安全性や費用などを含め，その他の点で経皮的椎体形成術より優れている。しかも，減圧骨穿孔術は繰り返して施行可能である。

C. 椎間関節のガングリオン穿破

　椎間関節にできたガングリオンが馬尾神経や神経根を圧迫して激しい痛みを起こすことがある。この疾患は以前は診断が困難であったが，MRIが導入されたことにより診断が容易となった。頻度は通常のガングリオンと同程度で，まれではなく，無症状のこともある。従来は外科的に切除していた（椎

A　　　　　　　　　　　　B

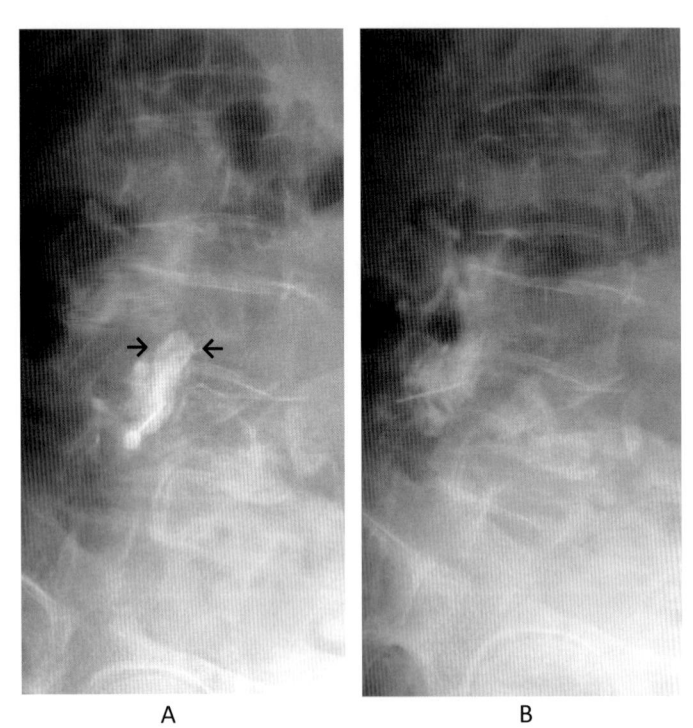

図54　椎間関節ガングリオン穿破
　椎間関節とともにガングリオン（矢印）が造影される（A）。局所麻酔薬と副腎皮質ホルモンの混合液を圧入し穿破すると，造影剤が散乱するのが透視できる。このとき，いつもの痛みが再現される。造影剤が散乱した後は，造影剤が貯留して高密度なガングリオンは透視できない（B）。

弓切除を伴う)[8]。X線透視下で椎間関節を穿刺し，造影剤を注入すると関節腔とともにガングリオンが造影される。これに局所麻酔薬と副腎皮質ホルモンの混合液を圧入すると，いつもの痛みが再現されるとともにガングリオンが穿破して造影剤が周辺の組織に広がるのが透視できる（図54）。

これにより痛みは直ちに消失することが多いが，2週間程度して消失することもある。この方法の利点は侵襲がきわめて少なく，副作用もほとんどない。欠点は，ガングリオン再発の可能性である。この時は再度施行できる。

文　献

1) 小橋芳浩，松浦恒明，石谷栄一，進　訓央，岡田　文：骨粗鬆症性脊椎圧迫骨折に対する椎体減圧術の効果．整形災害外科 2004：**47**：1589-1595.
2) 新城　清：変形性膝関節症の新しい病因および病因に基づいた治療法，中部日本整形外科災害外科学会雑誌，2005：**48**：531-532.
3) 荻原正洋，赤嶺智教：骨髄減圧術を行った大腿骨頭骨壊死症による股関節痛の2症例．2009：第3回骨髄減圧術研究会抄録集．
4) 湯田康正：骨粗鬆症性脊椎圧迫骨折に対する椎体減圧術（経椎体法）．ペインクリニック，2006：**27**：736-746.
5) 太田孝一，山本清香，新渕こずえ，並木正伸：脊椎圧迫骨折の急性疼痛に対する椎体減圧術の有効性の検討．ペインクリニック．2009：**30**：365-369.
6) 西木戸修，岡本健一郎，増田　豊，松本知子，橋本　誠，舘田武志：変形性膝関節症に対する骨髄減圧術試行中の骨髄内圧変化．ペインクリニック，2008：**29**：689-691.
7) 馬場康貴，大久保幸一，濱田健司，鉾立博文，中条政敬：転移性溶骨性骨腫瘍に対する経皮的椎体形成術（経皮的骨セメント局注療法）の1経験例．日本医学放射線医学会誌 1997：**57**：880-882.
8) 奥口さゆり（国立栃木病院），白石　建，吉田　篤，関　敦仁，三輪道生：T2強調MR画像で低信号を呈した脊柱管内ガングリオンの1例．関東整形災害外科学会雑誌 1999：**30**：6，535-539.
9) 藤井洋泉，福島臣啓，石井瑞恵，長野ゆり，川西　進，渡辺陽子，奥　格，時岡宏明，香曽我部義則，梶木秀樹：腰椎椎間関節嚢腫と同部位にくも膜嚢腫を合併した1症例．日本ペインクリニック学会誌 2009：**16**：19-22.

（相田純久）

VIII. 刺激解除やインターベンションによる鎮痛

4 痛み刺激伝導路遮断による鎮痛
（特に高周波熱凝固）

　痛み刺激は一次求心性線維を経由して伝導する。局所麻酔薬によりこの伝導を一過性に遮断する方法（神経ブロック）と，神経破壊により長期間遮断する方法（永久ブロックとも言うが，末梢神経は再生するので適切な言い方ではない）がある。ここでは，神経破壊による痛み刺激伝導路遮断について述べる。

　神経破壊の方法は歴史的な順序に従い，外科的神経切断（末梢神経，脊髄，延髄），フェノール，エタノールによる化学的破壊，神経電気凝固，高濃度局所麻酔薬，神経冷凍，高周波熱凝固，などによる神経破壊が行われてきた。それぞれに特徴があるが，現在も行われているのはフェノール，エタノール，高濃度局所麻酔薬，高周波熱凝固などによる神経破壊である（**表7**）。その長所は長期間持続する効果である。一方，短所は求心路遮断痛の発生，当該神経の萎縮，知覚脱失や鈍麻，などである。

　中でも注意すべきは求心路遮断痛であり，これは求心性伝導路を遮断したことにより新たに難治性の神経障害痛を惹起した結果である。特に外科的神経切断や電気凝固は求心路遮断痛を誘発しやすいので好まれない。神経の支持組織である Schwann 細胞や髄鞘を非可逆的に損傷すると求心路遮断痛が発生すると言われており，遮断処置後も痛みが長期に及ぶ。高濃度局所麻酔薬（神経毒性を応用，2%テトラカイン，1%ジブカイン，5%リドカインなどが用いられる）と高周波熱凝固は求心路遮断痛をおこしにくいが，効果持続期間がそれほど長くないのが難点である。

　ここでは末梢神経ブロックについては既に出ている多くの成書に譲る。本稿では，新しいブロック手段である高周波熱凝固による方法を中心に述べる。

表7 痛み刺激伝導路遮断の方法と特徴

	持続期間	求心路遮断痛	神経炎	周囲組織損傷	適応	手技	簡便性	侵襲
外科的神経切断*	長い	起きやすい	多い	大	末梢神経,組織,臓器,脊髄側索	観血的	劣る	大―小
phenol	3 M-2Y	ときに起きる	少ない	小	末梢神経,脊髄後根	経皮的	やゝ劣る	小
ethanol	3 M-2Y	ときに起きる	多い	やゝ小	末梢神経,脊髄後根	経皮的	やゝ劣る	やゝ小
高濃度局所麻酔薬	1W-3 M	なし	なし	なし	末梢神経	経皮的	簡便	極小
電気凝固	長い	起きやすい	多い	小	末梢神経,脊髄後根侵入部破壊術(DREZL)	観血的	劣る	大―小
神経冷凍法	1W-6 M	起きにくい	まれ	極小	眼窩上(下)神経	経皮的	劣る	小
高周波熱凝固	1W-6 M	起きにくい	少ない	極小	末梢神経,脊髄後根,経皮的コルドトミー	経皮的	やゝ劣る	小

DREZL,脊髄後根侵入部破壊術。

A. 高周波熱凝固(RFA)と,高周波加温(PRF)による神経ブロック

　難治性慢性疼痛の治療に対して,ラジオ波(radiofrequency;RF,300〜3000 kHz の電磁波で一般には中波の名称で呼ばれる)による熱を利用する方法がある。この方法は肝細胞癌に対する焼灼治療が元になっている。ラジオ波により組織に熱が発生することは19世紀末には知られていた。すでに20世紀初頭には鏡視下で膀胱腫瘍の高周波熱凝固(radiofrequency ablation;RFA)が行われている。椎名[1]によれば,1991年に McGahan らと Rossi らが相次いで肝癌の治療に 460 kHz の RFA を本格的に臨床導入した。その後,次々に大腸,肺,腎,骨,乳房などの悪性腫瘍の治療に応用が広がった。

一方，Charles ら[2]によれば神経ブロックに対する RF の応用は 1992 年の Hamann ら[3]の動物実験に始まる．彼らはまず，RFA による神経ブロックには 300 kHz を使用した．次いで，1 Hz のパルス状の RF（pulsed RF；PRF）により低温（42℃）加温を神経ブロックに併用して効果を収めた．これらの結果をもとに，PRF は臨床的にも広く応用されるに至った．

　針電極の先端からラジオ波の放射により温熱を発生させ，神経を加温する．そのときの温度がおおむね 60℃以上であれば，組織変性的ないし破壊的に作用する．これを神経ブロックに応用したのが狭義の高周波熱凝固すなわち RFA による神経ブロックであり，一種の神経破壊によるブロックである．RFA に必要な温度は，通常は 70〜90℃であるが，確実かつ安全に熱凝固を遂行するには 90℃が一般的である．加温時間は 90〜120 秒であるが，加温する範囲の広がりに応じて温度と時間を調節する．

　一方，末梢神経の局所麻酔薬によるブロックに PRF による 42℃の加温を

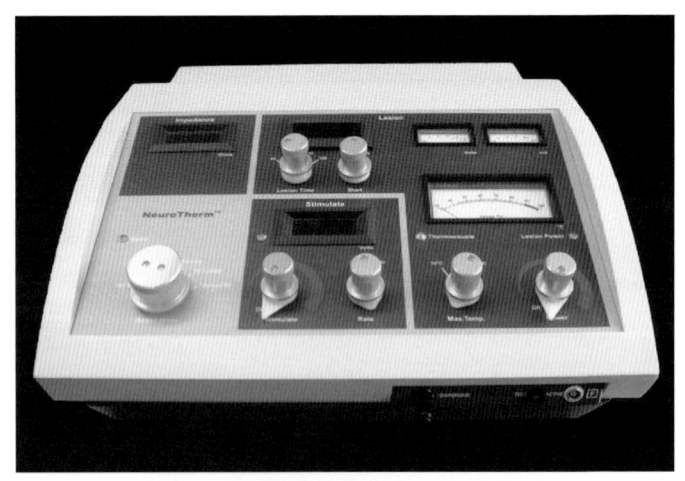

図 55　高周波熱凝固装置 NeuroTherm™
1 秒毎に高周波が発生して，針電極の先端周囲約 5 mm に熱（〜90℃）を発生する．その他に，この装置には電極のインピーダンス計，2 Hz（運動神経用）と 100 Hz（知覚神経用）の刺激装置，針電極先端の温度計，タイマーが装備されている．

併用すると，さらに鎮痛効果が増強する[3]。ちなみに，42℃はカプサイシンや温熱刺激に反応するポリモーダル受容体の代表である transient receptor potential vanilloid 1（TRPV1）受容体を刺激しない限界の温度である。加温時間は 120〜150 秒である。42℃の加温は神経の熱凝固を伴わないので，運動成分を含む末梢神経にも適応できる（図 55）。

RFA と PRF には，専用の針電極（図 56）を用いて穿刺するが，神経へのアプローチは通常のブロックと全く同じであるので，ブロック法についてはここでは省略する。高周波熱凝固は微小な範囲（電極先端の周囲，約 5 mm）ではあるが，非可逆的な侵襲（神経破壊）を伴う。そのため，X 線あるいは超音波エコー透視下で穿刺する必要がある。さらに，種々の方法により位置が適正であることを確認する。まず電極針先端インピーダンスがおおむね 200〜800 kΩ になるとよい。先端が血管内や胸・腹腔内にあると，インピーダンスは 1000 kΩ 以上となる。次に，運動神経を 3 Hz×0.5〜1.5 V の矩形波で電気刺激し，または知覚神経を 100 Hz×0.5〜1.5 V の矩形波で電気刺

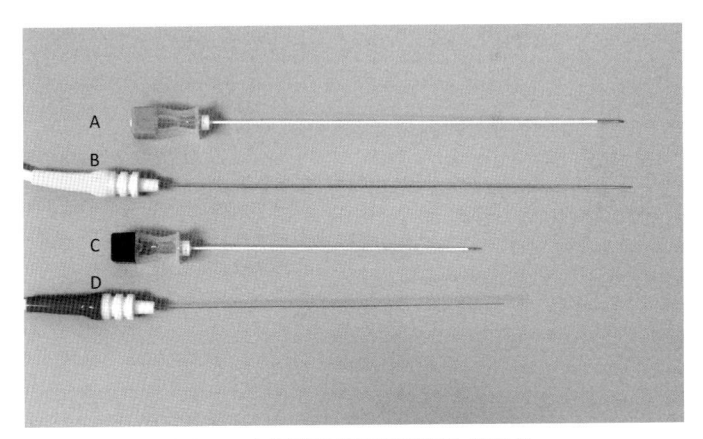

図 56　高周波熱凝固用電極と絶縁針
ガイディングニードル™。目的とする組織近傍に到達したのちにガイディングニードルの内針を抜き，電極を挿入する。(A) 10 cm 針，(B) 10 cm 針用温度測定センサー付き電極。(C) 5 cm 針，(D) 5 cm 針用温度測定センサー付き電極。絶縁針の太さは 20 G と 22 G で，先端の湾曲したものもある。この他に 15 cm 針もある。

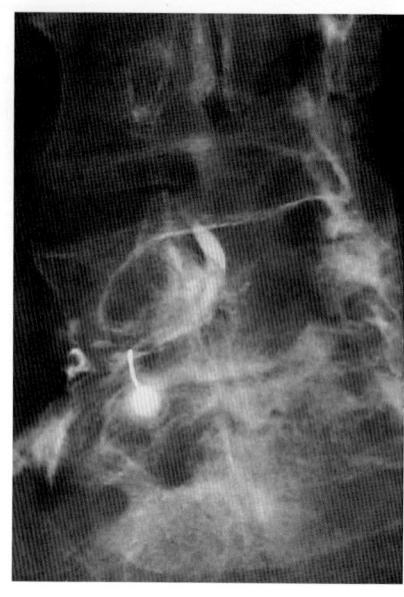

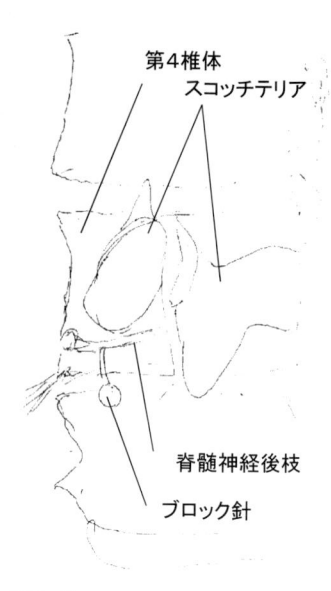

図 57 脊髄神経後枝内側枝ブロック

斜位を取り X 線透視下で,いわゆるスコッチテリアの目玉に相当する部分をランドマークにガイディングニードルを進めると放散痛が得られ,椎間関接由来の痛みが再現される。そこでガイディングニードルに電極を挿入して電気刺激を行い,もっとも刺激効果の強い部位に針の先端を微調整する。この部位に脊髄神経後枝内側枝がある。この例では骨表面より約 4 mm 離れたところで最大の刺激効果が得られた。造影剤を注入すると,前方より上関節突起の下方に沿って走行する神経が認められる。脊髄神経後枝内側枝,交感神経節,三叉神経,などのブロックは高周波熱凝固(RFA)の代表的な適応となる。

激して目的とする神経を確認する。これらの作業の後,局所麻酔薬(2%リドカインなどを 1〜2 ml)により局所麻酔を行う。このとき,神経幹をオムニパーク™などで造影して確認すればさらによい。

　以上により安全性を確認した後,上記の温度と時間で神経を加温する。神経が太いときや神経節では,針電極の位置を少しずつ移動して何回か加温するとある程度の広範囲を確実にブロックできる。RFA や PRF に際しては痛みを伴うので,前もって 1〜2 ml の局所麻酔薬を注入することが不可欠であ

表8 高周波熱凝固（RFA）と高周波加温（PRF）が適応となる主な神経

神経ブロック	高周波熱凝固（RFA）(70-90℃)	高周波加温（PRF）(42℃)
ガッセル神経節	○	○
三叉神経の各枝	○	○
舌咽神経	○	○
迷走神経		○
後頭神経		○
頸髄神経根		○
星状神経節		○
脊髄神経後枝内側枝（頸・胸・腰）	○	
肩甲上神経		○
交感神経節（胸・腰）	○	○
内臓神経	○	
各種末梢神経		○
各種関節 denervation	○	
経皮的 cordotomy	○	

運動成分の含まれる神経は 42℃ の加温によるブロック効果の増強に留める．各々の手技については成書を参照されたい．

る．

　神経（三叉神経など）によっては，あるいはアロディニアや疼痛過敏の状態では，RFA や PRF に際して局所麻酔のみでは加温中の痛みが取りきれないことがある．これらでは低濃度ではなく，高濃度の局所麻酔薬（2% lidocaine か mepivacaine）を注入した方がよい．また，2～3分ごとに何度か局所麻酔を繰り返して完全に痛みを取る，時間をかけて刺激のない低温から徐々に温度を上げる，などの対処法もある．さらに刺激痛の強いときは，プロポフォールなどで一時的に意識を消失させる方法を講ずると患者の苦痛軽減と施行時間の短縮の意味で好ましいが，意識消失の間の呼吸・循環管理が必要である．

　RFA と PRF を使い分ければこれらの適応はきわめて広い．特に，RFA による三叉神経ブロック，脊髄神経後枝内側枝ブロック（図57），PRF による神経根ブロック，RFA による肩・股・膝などの関節ブロックなどが代表的である（表8）．

RFAとPRFはきわめて小さな範囲（周囲5mm程度）にしか影響が及ばないので，他の臓器や血管などに接触していなければ合併症はほとんど考えられない．また，運動成分の含まれる神経を42℃に加温することは問題ないが，それ以上の温度で熱して凝固することは通常は禁忌である．

文　献

1) 椎名秀一朗：ラジオ波焼灼法（RFA）—低侵襲治療の現状と今後の展開．医学のあゆみ 2009：**231**：187-188.
2) Charles A, Gauci CA：Manual of RF Techniques. Spinhex & Industrie, Amsterdam, 2004.
3) Hamann W, Abou-Sherif S, Thompson S, Hall S：Pulsed radiofrequency applied to dorsal root ganglia causes a selective increase in ATF3 in small neurons. Eur J Pain 2006：**10**：171-176.

（相田純久）

VIII. 刺激解除やインターベンションによる鎮痛

5 固定，装具，矯正による鎮痛

　これまで述べてきた鎮痛方法は，疼痛部位やその支配神経に対して修復的または破壊的操作を加える方法であった．これに対して疼痛の存在する身体状況を温存して痛みをコントロールする方法がある．これらの方法には一部の方法を除いて侵襲が全くあるいはほとんどなく，したがって合併症や副作用も少ない．主に外部に固定や矯正のための装具を装着したり，関節や筋肉のアライメントを修正したりすることにより鎮痛をはかる．

A．固定による鎮痛

　体動に伴う痛みには体動の制限が有効なこともある．その代表的なものとして関節固定術があるが，人工関節の進歩によりその適応はきわめて縮小している．また，ギプス固定，テーピング，バストバンド，サポーターなどの装具も簡単な固定法で，それぞれ骨折，腱・筋肉痛，肋骨骨折などに有効である．脊椎疾患に対するコルセットの装着は固定の意味もあるが，腹圧を増強して支持力を高める目的の方が主体となり，これはタイヤにたとえることができる（図58）．これらの固定による疼痛軽減法は，筋肉の廃用性萎縮や関節拘縮の原因となることもあり，筋力増強や関節可動域訓練の併用が必要なことが多い．

　Sten-X™およびX-top™は腰部脊柱管狭窄症に対する棘突起の間隔を保つためのスペーサーである（図59）．観血的に棘突起間に装着して，起立時の脊柱管間隙の短縮や脊椎の前弯を防止する．局所麻酔下，側臥位で試行可能で，手術侵襲は小さい．そのため，高齢者や合併症を伴った患者でも施行

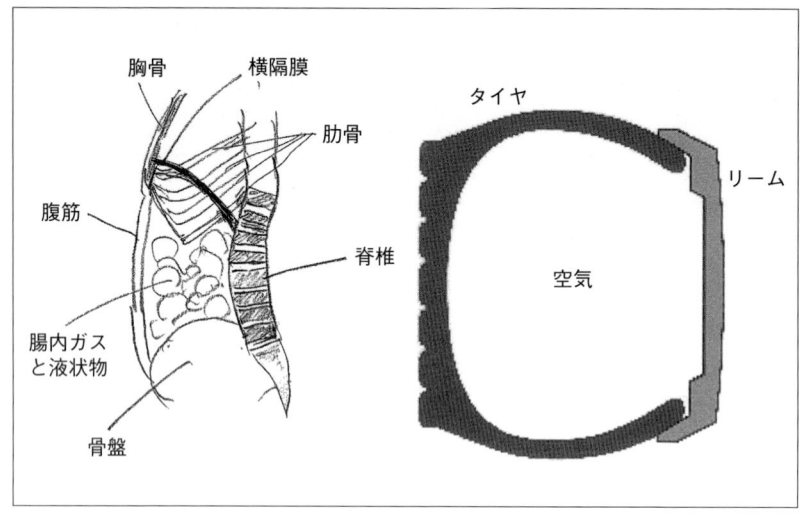

図58　腹壁とタイヤ

　タイヤは空気により10t以上の荷重に耐えうる．上半身の荷重は腰部で支えられているが，このメカニズムはタイヤに比較することができる．腹筋はタイヤのゴム部分，空気は腸内ガス・液状物，脊椎・脊椎起立筋はリームに置き換えることが可能である．腰痛時のコルセットは弱った腹筋や脊柱起立筋の筋力を補い，腹圧を高めて上半身の体重を支え，腰椎への負荷を軽減するのが主な目的である．

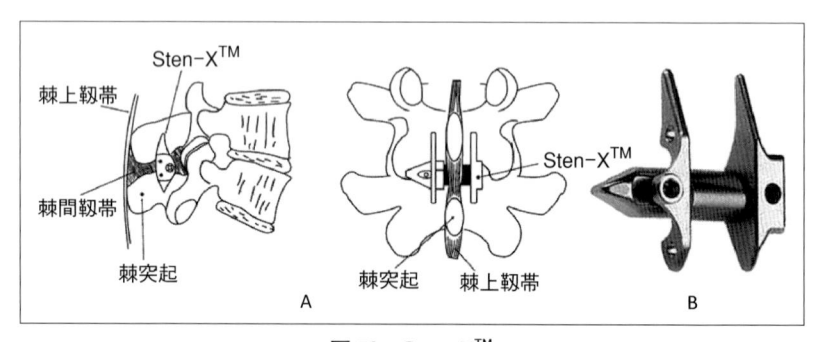

図59　Sten-X™

　(A) 簡単な皮膚切開を加えて観血的に棘間靱帯の中に挿入する．これにより棘間の狭小化が防止されてスペースが保たれるが，開大は妨げられない．(B) この装具はメインボディとウイングから構成される．文献1) より引用，一部改変．

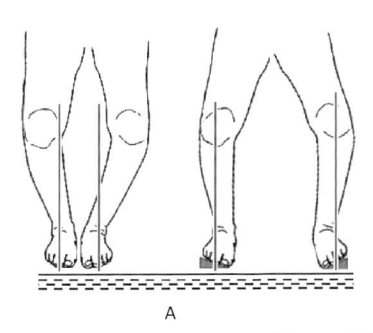

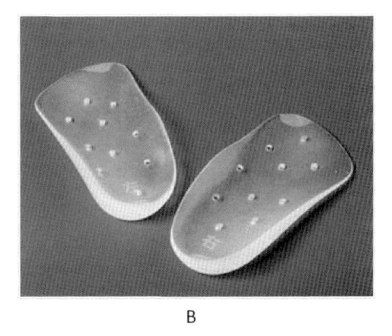

図60 外側楔状足底板

膝の骨関節炎（変形性膝関節症）では膝関節内顆に痛みを感じることが多い。（A）断面が楔状の足底板を装着すると，内顆にかかる荷重が外顆に移動して痛みが軽減する。（B）実際に用いられる外側楔状足底板。

可能で，効果が期待できるのが特徴である[1]。

姿勢に伴う疼痛にはその矯正が疼痛緩和対策となる。代表的なものは変形性膝関節症に伴うO脚に用いる外側楔状足底板である。これは足底外側に楔形の断面をした板を履かせ，少し開脚位にする。その結果，膝関節内顆にかかる体重の軸を外顆に移動させることにより内顆の痛みを軽減できる（図60）。この治療法は高位脛骨骨切り術や関節置換術の前段階に用いられる。

B．視野偏位プリズム順応療法

視覚情報と体性感覚情報の統合を乖離させると，その身体部位に病的痛みなどの異常感覚が起こる。これらの痛みに対して中枢機序すなわち大脳皮質の可塑性が関与していると考えられている。さらに障害された体性感覚と視覚との統合を再構築することで，病的疼痛の寛解に至る。これらの理論に基づいてSumitaniら[2]は，複合性局所疼痛症候群（complex regional pain syndrome；CRPS）の患者では視空間知覚の正中が患側に偏位すること，この視空間知覚と体性感覚との乖離を矯正することにより，CRPSの治療が可能であると報告した。

CRPSの患者では，視空間知覚が患側に異常偏位する[3]。視野偏位プリズ

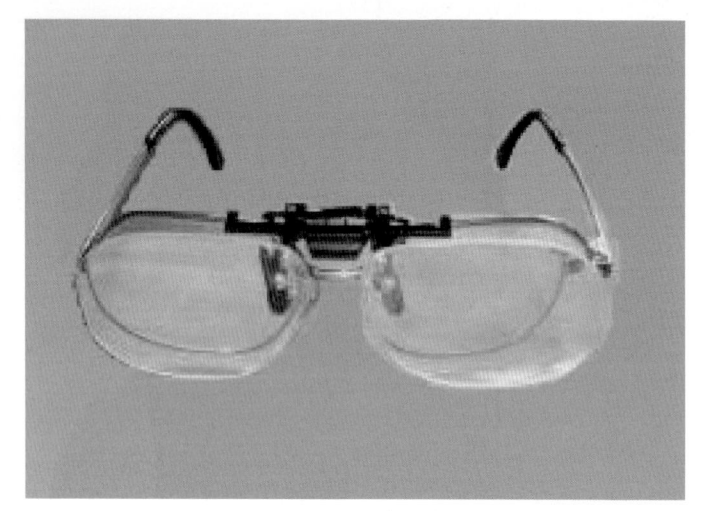

図 61 視野偏位プリズム眼鏡
詳細は本文を参照。

ム順応療法は視野偏位プリズム眼鏡（図 61）を用いて，この偏位を矯正する治療法である。視野が健側方向に 20 度偏位する視野偏位プリズム眼鏡を着用した状態で，ビデオモニター上に無作為に出現する 50 個の点を患肢でポインティングする。これを毎日数週間続けることにより，視空感知覚を補正して体性感覚との統合を矯正できる。これにより CRPS による病的痛みを寛解導入できる。この方法には侵襲はなく，したがって副作用や合併症も報告されていない[3]。

　この治療法は新しい慢性痛認知理論にしたがった画期的な方法と言えよう[3]。しかしこの方法は，患部の運動能が温存されている CRPS や神経障害痛が代表的な適応となるが，患部の欠損した幻肢痛などや運動麻痺を伴う神経障害などではポインティングが不可能なため，次に述べる鏡療法が適応となる。

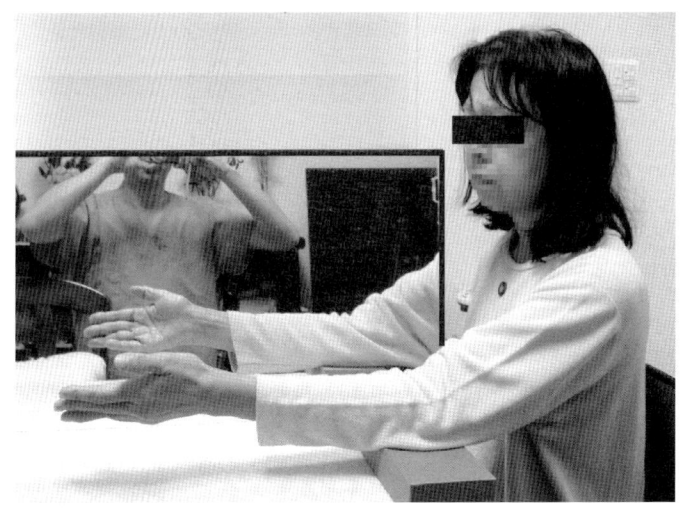

5. 固定，装具，矯正による鎮痛　*137*

図62　鏡療法
体の正中矢状面に大きな鏡を置き，健側肢を映し出す。この鏡面像を患者は患側肢と想定する。健側肢を動かすとともに患側肢も同じ動きを意識の中で行う。鏡の中にはカメラマンも映っている。

C．鏡療法

　体表に突起した部分を切断すると，失った部分が存在しているかのような異常感覚と痛みを感じることが多い。これが幻肢痛である。代表的な四肢の切断では幻肢痛の発生頻度は70％を超え，切断直後から発症する場合もあり，長期間してから起こる場合もある。一方，神経根引き抜き症候群や中枢神経性四肢麻痺にも痛みを伴うことが多い。これらの疼痛は求心路遮断痛といわれ，視空間知覚が患側に異常偏位する[4]。
　これらの疼痛を有する患者に対し，体の正中矢状面に鏡を置き，健側肢を映し出す。この鏡面像を患者は患側肢と想定する。この健側肢を動かすとともに患側肢も同じ動きを意識の中で行う。実際は欠損あるいは麻痺した上・下肢であるが，意識の上では仮想的に正常な視空間知覚に従って運動ができ

る．これにより，乖離した体性感覚を矯正できる．これを毎日10分間づつ数週間繰り返すことにより疼痛が寛解する[4]（**図62**）．

D．関節運動学的アプローチ―博田法（AKA―博田法）

慢性腰痛には複数の発生機序が存在する．その一つとして，仙腸関節の運動機能が関与しており，この運動機能を改善することにより劇的に腰痛が軽減することを博田[5]が提唱した．これが関節運動学的アプローチ―博田法（arthro-kinematic approach-Hakata's method；AKA―博田法）である．

仙腸関節運動機能の障害が腰痛に大きく関与する．関節運動には関節の屈曲と伸展で代表される「構成運動」（一般的に言う関節運動）とわずかな機能的な歪み，ずれ，開離などの「副運動」がある．仙腸関節は不動関節であり，構成運動には関与しない．副運動には，随意運動に伴って（筋緊張時に）起こる歪みである第1型，と筋弛緩時に他動的に起こるずれや開離（すなわち「関節の遊び」）である第2型の2通りの型がある．腰痛時には仙腸関節の副運動の抑制により，運動域が障害されている[5]．AKA―博田法は，特に副運動第2型を矯正することにある．

副運動第2型は筋弛緩時に他動的に起こるのであり，仙腸関節付近の筋弛緩（良性姿位）が必須となる（股関節を45度，膝関節を90度屈曲した姿勢）．この状態で患者を側臥位とし，上部離開，下部離開，上方滑り，下方滑り，の各手技を行う（**表9**）．仙腸関節の機能障害は椎間板ヘルニア，脊柱管狭窄

表9 関節運動学的アプローチ―博田法（AKA―博田法）の手技

副運動矯正	手技
上部離開	上後腸骨棘を第1正中仙骨稜に対して互いに離開する
下部離開	上前腸骨棘を第3正中仙骨稜に対して互いに離開する
上方滑り	上後腸骨棘を第1正中仙骨稜に対して上方に滑らせる
下方滑り	上後腸骨棘を第3正中仙骨稜に対して下方に滑らせる

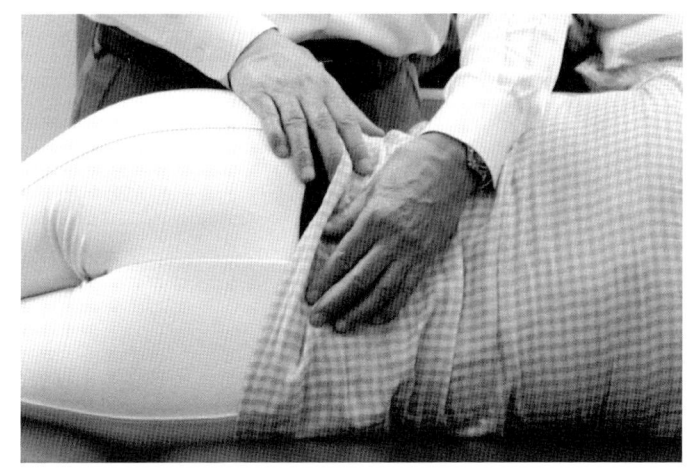

図63 AKA博田法
術者は患者の前方に立ち,「上部離開」を行っている。右手薬指（中指）が上後腸骨棘を,左手親指が第1正中仙骨稜を軽く押さえ互いに離開するように動かす。大きな力は必要としない。1～3回の操作を2～4週に1度行う。

症,仙腸関節炎,などの種々の疾患の疼痛と関わっており,これを解除することで,基本的な腰痛の診断と治療方針と予後の判定がさらに正確になる[6]（図63）。AKA-博田法はその他の不動関節（胸鎖,肩鎖肋椎などの関節）にも適応となる。

文 献

1) 細川豊史：Sten-X®による部脊柱管狭窄症の治療. ペインクリニック, 2002：**23**：1371-1377.
2) Sumitani M, Shibata M, Iwakura T, Matsuda Y, Sabaue G, Inoue T：Pathologic pain distorts visuospatial perception. Neurology 2007：**68**：152-154.
3) Sumitani M, Rossetti Y, Shibata M, Matsuda Y, Sabaue G, Inoue T, Mashimo T, Miyauchi S：Prism a daptation to optical deviation alleviates pathologic pain. Neurology 2007：**68**：128-133.

4) Sumitani M, Miyauchi S, McCabe CS：Mirror visual feedback alleviates deafferentation pain, depending on qualitative aspects of the pain：a preliminary report. Rheumatology 2008：**47**：1038-1043.
5) 博田節夫：関節運動学的アプローチ，AKA—博田法. 改訂第2版. 2007：医歯薬出版，東京.
6) 片田重彦：プライマリケアの立場から：AKA—博多法. ペインクリニック，2007：**28**：1457-1465.

（相田純久）

VIII. 刺激解除やインターベンションによる鎮痛

6 ガンマナイフによる疼痛治療

　ガンマナイフはコバルトから放射されるガンマ線を脳腫瘍や脳動静脈奇形などに照射し，治療するために1980年台後半に開発された。日本には1990年台初頭に導入されている。きわめて高い精度で脳腫瘍に焦点を合わせて照射することが可能で，安全性は高い。もともとは脳腫瘍などによる続発性三叉神経痛が，腫瘍へのガンマ線照射の際の三叉神経神経根への照射によって改善することが示唆されていた。

　1971年，Leksell[1]はガッセル神経節に対するガンマナイフによるガンマ線照射の効果を報告した。Lindquistら[2]はガッセル神経節よりさらに神経根侵入部の近く（retro-Gasserian part）に照射目標を置くと効果が良いことを報告した（1993）。また，これらの本格的な三叉神経痛へのガンマナイフの応用はRandら[3]（1993），次いで1996にKondziolkaら[4]によりさらに発展した。この治療法は正確にはガンマナイフ神経根切断（gamma knife rhizotomy）と呼ぶ。その後，この治療法は視床痛にも応用されて高い治療効果を挙げている。

　上にも述べたように，照射のターゲットはretro-Gasserian partに置く。ここに約80 Gyのガンマ線を照射する。効果の発現には若干の時間を要し，最大効果を得る日数は数週間から数ヵ月である。効果の持続は長く，1年以上が期待できる。

　ガンマナイフ治療の効果は70～80％と高いが，微小血管減圧術やガッセル神経節ブロックに比較すると，改善率はやや劣る。しかし，安全性はきわめて高く，重大な合併症は報告されていない。主な合併症は顔面の痺れと知覚鈍麻である。

ガンマナイフ治療に際して，精密に焦点を固定させるために頭部にフレームを装着する．すなわち，自発運動のほかに拍動性や呼吸性の動きが精度の高い照射の妨げとなる．これは全身麻酔あるいは局所麻酔下で強固に固定するため，若干の侵襲を伴う．それを改善したのがサイバーナイフである．その他にサイバーナイフではコバルトを用いずに桿球の発生するガンマ線，すなわちX線を用いる．さらに拍動性や呼吸性の動きはあらかじめコンピューターに記憶させて，照射中の動きに合わせて絶えず照射位置を修正する．これにより，頭蓋骨の固定がより簡単に済むようになり，侵襲が軽くなり麻酔も不要となった．その上，照射可能部位は頸椎にまで拡大した．これがさらに発展すれば，胸椎・腰椎にも適応が広がる可能性がある[5]．

文献

1) Leksell L：Stereotactic radiosurgery in trigeminal neuralgia. Acta Chir Scand 1971, **137**：311-314.
2) Lindquist Lindquist C, Kihlström L, Hellstrand E：Functional neurosurgery-a future for the gamma knife? Stereotact Funct Neurosurg 1991, **57**：72-81.
3) Rand RW, Jacques DB, Melbye RW, Copcutt BG, Levenick MN, Fisher MR：Leksell gamma knife treatment of tic doulourex. Stereo Funct Neurosurg 1993, **61**：93-102.
4) Kondziolka D, Lunsford LD, Flickinger JC, Young RF, Vermeulen S, Duma CM, Jacques DB, Rand RW, Regis J, Peragut JC, Manera L, Epstein MH, Lindquist C：Stereotactic radiosurgery for trigeminal neuralgia：a multiinstitutional study using the gamma unit. J Neurosurg 1996, **84**：940-945.
5) 小林達也，田中季幸，木田義久，吉田和雄，吉本真幸，前澤　聡，長谷川俊典：三叉神経痛に対するガンマナイフ治療の早期効果．定位的放射線治療，1998：**2**：23-27.

（相田純久）

和文索引

あ

アイスパック……………………85
アキレス腱………………………93
悪性腫瘍……………………89, 122
アゴニスト………………………46
足ツボマッサージ………………77
アセチルコリン…………………47
圧覚………………………………5
圧注浴……………………………85
圧痛………………………………57
圧痛点……………………………87
圧反射……………………………78
アドレナリン……………………2
アルコール………………………8
アルドステロン拮抗薬…………13
アルミニウム……………………87
アンジオテンシン受容体遮断薬……13
アンジオテンシン変換酵素阻害薬…13
按摩………………………………78

い

イオントフォレーシス…………2
胃経…………………………61, 62
異常感覚…………………………53
異常知覚…………………………39
痛み閾値…………………………40
痛み受容器………………………4
一次運動野………………………52
一次求心性線維………………126
一次ニューロン終末の脱分極…26

一方向性間欠的矩形波…………70
一方向性矩形波…………………7, 18
一方向性波形……………………67
一過性逆行性健忘………………70
一酸化窒素………………………47
異分節……………………………24
異分節刺激………………………28
異分節性誘発脊髄電位…………27
異分節性抑制………………25, 27
医療経済…………………………13
医療保険制度……………………99
陰極電極…………………………18
インスリン様成長因子…………92
インパルスの衝突………………4
インピーダンス………………129
陰稜泉…………………………58, 60

う

植え込み用電池…………………39
ウオーキング………………93, 98
渦電流……………………………52
鬱病…………………………13, 39
運動器疾患………………………91
運動機能障害……………………39
運動器不安定症…………………97
運動器慢性疾患…………………79
運動疾患…………………………37
運動ニューロン…………………30
運動麻痺……………………115, 136
運動誘発電位……………………52
運動療法……………………77, 91, 93

え

永久（神経）ブロック…………9, 126
エネルギー……………………………4
エピドラスコピー……………………115
エルゴメーター………………………95
エンケファリン………………………37
炎症性サイトカイン…………………83
炎症性サイトカイン IL-6……………92
遠心性…………………………………78
延髄……………………………………43
延長用皮下導線………………………39

お

オピオイド………………………46, 108
オピオイド受容体……………………110
オピオイド鎮痛………………………45
オペラント条件付け…………………94
オムニパーク…………………………130
温水プール……………………………95
温泉浴…………………………………83
温熱刺激機器…………………………83
温熱刺激療法…………………………83
温熱療法………………………………89
音波……………………………………89
温浴……………………………………85

か

開眼片脚起立運動……………………96
介在ニューロン………………………23
外傷後の痛み…………………………119
外関……………………………………60
外側楔状足底板………………………135
外側網様核……………………………43
ガイディングニードル……………129, 130
開頭手術………………………………13
ガイド針………………………………119
下位脳幹………………………………43
カイロプラクティック施術者………79
下咽頭収縮筋…………………………12
加温装置………………………………84
過緊張…………………………………80
学習……………………………………47
下行性インパルス……………………4
下行性鎮痛機構……………………6, 37
下行性抑制……………………………23
下肢……………………………………25
可視光線………………………………86
下肢伸展挙上（SLR）運動…91, 95, 96
過剰出力………………………………8
可塑性………………………………7, 30
可塑性変化……………………………47
華佗侠脊穴……………………………57
ガッセル神経節…………………131, 141
ガッセル神経節ブロック……………141
活動電位………………………………4
カテーテル電極………………………26
カテコラミン…………………………52
可動性低下……………………………77
加熱……………………………………84
過敏化…………………………………47
カプサイシン…………………………129
過分極………………………………2, 4
過分極（性）ブロック……………2, 3
ガリウム………………………………87
渦流浴…………………………………85
カルバコール…………………………47
眼圧上昇………………………………75

索　引

感覚神経……………………………4
ガングリオン………………………124
肝経………………………………61, 62
肝細胞癌……………………………127
感受性増加…………………………47
緩徐陽性電位………………………25
癌性疼痛…………………………8, 73
関節可動域…………………………91
関節可動域訓練…………………85, 93
関節拘縮予防………………………7
関節固定術…………………………133
関節置換術…………………………135
関節痛……………………………73, 83
関節の変性疾患……………………23
感染…………………………………39
カンナビノイド受容体……………46
ガンマアミノ酪酸（GABA）……45, 46
ガンマ線………………………141, 142
癌末期の疼痛………………………20
ガンマナイフ………………………141
ガンマナイフ神経根切断…………141
顔面筋………………………………75
顔面痛………………………………62
関門制御説…………………………17
寒冷療法……………………………94

き

記憶…………………………………47
疑核…………………………………12
気化冷却……………………………86
気管…………………………………101
気管圧迫……………………………102
気管内挿管………………………66, 70
気胸…………………………………63

気血…………………………………60
擬似刺激……………………………40
キセノン光照射装置………………86
ギプス固定…………………………133
気泡性 PDPH………………………114
基本動作訓練………………………93
逆行性インパルス………………24, 30
逆行性健忘…………………………65
灸……………………………………85
求心路遮断痛…………………126, 137
急性疼痛……………………………20
急性腰痛症…………………………91
橋……………………………………43
行間…………………………………60
胸腔内………………………………12
京骨…………………………………58
狭心症……………………………23, 70
矯正…………………………………78
矯正アジャスト……………………78
協調性………………………………91
協調性訓練…………………………93
鏡療法………………………………137
棘間靱帯……………………………134
局所穴………………………………58
局所鎮痛……………………………6
局所麻酔…………………………8, 39
局所麻酔薬…………………………2
虚血……………………………6, 60, 83
虚血性疾患………………………23, 30
虚血性疼痛…………………………9
巨細胞性網様核……………………43
筋萎縮………………………………81
筋萎縮性側索硬化症………………52
筋運動………………………………7

筋活動抑制……………………………23
筋強直………………………………………8
筋緊張……………………………7, 83
筋緊張亢進…………………………66
筋・筋膜痛…………………………………8
筋硬縮………………………………81
筋硬直性疾患………………………23, 30
筋弛緩薬……………………………66, 67
銀製スパイク電極………………………7
近赤外線……………………………86
近赤外線照射………………………86
筋断裂………………………………75
筋捻挫………………………………39
筋肉痛………………………8, 81, 83
筋肉疲労……………………………84
筋膜…………………………………77
筋力強化……………………………95
筋力強化運動………………………93
筋力増強訓練………………………93

く

矩形波………………………………67
矩形波通電……………………………6
矩形波電流………………………4, 8
屈曲運動……………………………93
くも膜下腔穿刺後の頭痛………108
くも膜下出血……………………115
くも膜下癒着剝離術……………114
クラスター頭痛……………………39
クリッカー…………………………86
グルタミン酸………………………47
グローブ電極…………………………7
グローブ法…………………………85
クロルプロマジン…………………70

け

経穴…………………………………55
頸肩腕症候群…………………………7
軽擦…………………………………81
頸椎症………………………………57
経頭蓋磁気刺激……………………40
経頭蓋刺激…………………………37
経頭蓋電気刺激……………………39
経頭蓋頭皮刺激……………………65
経頭蓋頭部通電……………………37
頸動脈洞近傍…………………………8
茎突咽頭筋…………………………12
経粘膜的電気鎮痛……………………8
経皮的硬膜外脊髄刺激法………21
経皮的神経刺激鎮痛…………1, 55
経皮的神経電気刺激………………65
経皮的椎間板減圧術…………103, 104
経皮的椎間板摘出術……………104
経皮的椎間板内加圧注入法……103
経皮的椎間板内注入法…………101
経皮的椎体形成術…………118, 122
経皮的電気鎮痛………………………8
経皮的頭部通電…………………9, 65
経皮的内視鏡下椎間板ヘルニア摘出術
 ………………………………106
経皮的鍼電気刺激法……………57
経皮的末梢神経刺激………………40
経皮的迷走神経刺激………………12
頸部痛………………………………62
経絡…………………………………55
痙攣……………………………39, 53
ゲートコントロール説…………5, 80
外科的神経切断…………………126

下向性制御……………………46
下向性疼痛抑制機序……………30
下向性抑制……………………41
血管拡張………………………6
血管平滑筋……………………47
血胸……………………………103
結合腕傍核……………………43
血腫……………………………102
楔状核…………………………43
血中カテコラミン………………92
血中のリンパ球………………92
血流改善……………………6,7,80
血流障害……………………58,83
ゲルシート……………………67
腱………………………………77
減圧骨穿孔術………………118,120
肩関節周囲炎…………………62
原穴……………………………60
肩甲骨…………………………121
肩甲上神経……………………131
言語障害………………………39
幻肢痛………………7,23,136,137
腱膜……………………………77

こ

高位脛骨骨切り術……………135
後遺症…………………………9
抗鬱薬………………………13,45
抗炎症効果……………………13
抗炎症作用……………………92
口蓋咽頭筋……………………12
口蓋舌筋………………………12
口蓋帆挙筋……………………12
後角介在ニューロン……………24

後角神経細胞…………………110
後角第二層（膠様質）…………23
交感神経………………………6
交感神経節……………………131
膠原線維………………………80
後索…………………………23,30
後索順行性インパルス…………24
高周波加温………………127,131
高周波刺激……………………57
高周波熱凝固……106,126,127,131
高周波熱凝固装置……………128
拘縮予防………………………93
咬傷……………………………75
光線……………………………86
交代浴…………………………85
高電圧-超短時間パルス波形…37
高濃度局所麻酔薬……………126
広汎性抑制……………………25
高頻度矩形波電流……………4,8
高頻度刺激……………………7
興奮性シナプス後電位（EPSP）…17,25
興奮性伝達物質………………47
興奮閾値………………………4
硬膜外カテーテル……………113
硬膜外カテーテル留置………112
硬膜外腔………………………113
硬膜外自家血パッチ………108,113
硬膜外脊髄通電………………17
硬膜外脊髄電位導出法…………17
硬膜外電極…………………9,20
硬膜外輸液……………………112
交流電気………………………3
ゴーグル………………………87
コールドパック…………………85

後外側索……………………45
後外側前頭前野……………40
股関節外転筋運動…………95
股関節再建術………………13
呼吸抑制……………………66
極超短波療法………………88
後根…………………………28
後根刺激……………………25
五十肩…………………93, 119
後縦靱帯骨化症……………78
孤束核………………………12
国家試験……………………79
骨形成促進…………………92
骨髄炎………………………118
骨髄血………………………120
骨髄減圧術…………………118
骨髄穿刺針…………………119
骨折…………………………78
骨セメント……………118, 122
骨穿孔術……………………118
骨粗鬆症………82, 92, 96, 121
骨盤傾斜運動………………93
コバルト……………………141
コラーゲン線維……………83
コリン作動性活動…………13
コルセット…………………133
根性疼痛……………………40

さ

サイアミラール……………70
鰓弓筋………………………12
サイクリング………………95
サイトカイン………………13
サイバーナイフ……………142

細胞外液……………………108
細胞内電位………………4, 25
細胞膜………………………4
催眠効果…………………17, 37
サクシニールコリン………70
鎖骨下………………………39
坐骨神経痛……………57, 58, 62
サブスタンスP……………56
サブユニット………………47
サポーター…………………133
三陰交………………………58
三叉神経……………………8
三叉神経脊髄路核ニューロン……44
三叉神経痛…………………40
三叉神経ブロック…………131
三焦経……………………57, 60
酸素不足…………………90, 6
三陽絡………………………60

し

次亜塩素酸…………………85
指圧…………………………78
ジェット水流………………81
視蓋前核……………………43
自覚症状……………………8
視覚情報……………………135
自家血パッチ………………114
歯科治療……………………8
耳管咽頭筋…………………12
時間ヒストグラム…………27
磁気刺激……………………37
持久力増強訓練……………93
軸索反射……………………92
刺激効率……………………7

刺激装置	17	しびれ感	81
刺激鎮痛	45	ジブカイン	126
刺激鎮痛効果	45	視野偏位プリズム眼鏡	136
刺激鎮痛法	1	視野偏位プリズム順応療法	135
刺激頻度	6, 7, 37, 67	縦隔血腫	103
自己修復能力	91	重症慢性	13
視床	41, 66	自由神経終末（部）	5, 7
視床外側核群	41	修正電気けいれん療法	65
視床痛	141	柔道整復	78
視床内側核群	41	柔道整復師	79
ジストニー	39	揉捏	81
姿勢保持	39	手関節部正中神経刺激	26
持続硬膜外カテーテル	17, 19	取穴	57
持続硬膜外鎮痛	108, 112	手根管症候群	60
持続硬膜外ブロック	20	術後創痛	8
持続硬膜外麻酔	19	術後鎮痛	9
歯痛	62	術後痛	62
膝蓋骨	62	術後認知障害	12
膝眼	61, 62	受容体	45
膝関節	61	受容体（μ, δ, κ）	46
膝関節痛	7, 118, 119	上咽頭収縮筋	12
膝関節振り子運動	95	上丘間核	43
失語症	52	上丘深部	41
膝伸展運動	95, 96	上行性インパルス	8
膝痛	62	上向性制御	46
湿熱	84	上向性脊髄網様体路	43
湿熱温熱療法	85	上後腸骨棘	139
シナプス	24	上肢	25
シナプス後	46	上肢刺激	28
シナプス後抑制	23, 24	焼灼治療	127
シナプス前	46	脂溶性	109
シナプス前抑制	7, 17, 23, 24, 26, 28	情緒変化	39
始発路	44	情動	40
しびれ	1, 115	小脳	17

静脈麻酔薬‥‥‥‥‥‥‥‥‥‥66,67
触覚‥‥‥‥‥‥‥‥‥‥‥‥‥‥‥5
除波‥‥‥‥‥‥‥‥‥‥‥‥‥‥‥67
シリコンゲル‥‥‥‥‥‥‥‥‥‥84
シリコンゴム電極‥‥‥‥‥‥‥7,67
侵害刺激‥‥‥‥‥‥‥‥‥‥‥‥92
侵害受容器‥‥‥‥‥‥‥‥‥‥‥92
シンクロナイズ‥‥‥‥‥‥‥‥‥29
神経因性疼痛‥‥‥‥‥‥‥7,23,40
神経化学的機序‥‥‥‥‥‥‥‥‥30
神経核‥‥‥‥‥‥‥‥‥‥‥‥‥12
神経幹‥‥‥‥‥‥‥‥‥‥‥‥‥‥4
神経原性炎症‥‥‥‥‥‥‥‥‥‥92
神経根‥‥‥‥‥‥‥‥‥‥‥‥‥101
神経根症‥‥‥‥‥‥‥‥‥‥‥‥58
神経根損傷‥‥‥‥‥‥‥‥‥‥115
神経根引き抜き症候群‥‥‥‥‥137
神経障害性疼痛‥‥‥‥‥‥‥‥‥7
神経生理学‥‥‥‥‥‥‥‥‥‥‥3
神経線維‥‥‥‥‥‥‥‥‥‥‥‥4
神経組織損傷‥‥‥‥‥‥‥‥‥102
神経電気凝固‥‥‥‥‥‥‥‥‥126
神経伝達物質‥‥‥‥‥‥‥‥45,56
神経の可塑性‥‥‥‥‥‥‥‥‥‥92
神経破壊‥‥‥‥‥‥‥‥‥‥‥126
神経ブロック‥‥‥‥‥‥‥‥‥‥82
神経ブロック療法‥‥‥‥‥‥‥‥94
神経冷凍‥‥‥‥‥‥‥‥‥‥‥126
人工関節‥‥‥‥‥‥‥‥‥‥‥133
人工光線‥‥‥‥‥‥‥‥‥‥‥‥87
人工呼吸‥‥‥‥‥‥‥‥‥‥‥‥66
心手術‥‥‥‥‥‥‥‥‥‥‥‥‥13
心臓ペースメーカー‥‥‥‥‥‥53
靭帯‥‥‥‥‥‥‥‥‥‥‥‥‥‥77

身体機能‥‥‥‥‥‥‥‥‥‥‥‥91
身体機能低下‥‥‥‥‥‥‥‥‥‥97
伸張運動‥‥‥‥‥‥‥‥‥‥‥‥93
伸展性回復‥‥‥‥‥‥‥‥‥‥‥83
心拍数‥‥‥‥‥‥‥‥‥‥‥‥‥12
心不全‥‥‥‥‥‥‥‥‥‥‥‥‥70
深部脳電気刺激‥‥‥‥‥‥‥‥‥65
心包経‥‥‥‥‥‥‥‥‥‥‥‥‥60
心理的効果‥‥‥‥‥‥‥‥‥‥‥79
心理的リラクセーション‥‥‥‥79
心理療法‥‥‥‥‥‥‥‥‥‥‥‥94

す

水圧刺激‥‥‥‥‥‥‥‥‥‥‥‥81
髄液漏出性 PDPH‥‥‥‥‥‥‥113
髄核凝固装置‥‥‥‥‥‥‥‥‥105
髄鞘‥‥‥‥‥‥‥‥‥‥‥‥‥126
水中運動‥‥‥‥‥‥‥‥‥‥‥‥95
水中運動療法‥‥‥‥‥‥‥‥85,94
水中筋力増強運動‥‥‥‥‥‥‥‥95
水中ストレッチング‥‥‥‥‥‥95
水中トレッドミル‥‥‥‥‥‥‥94
水中歩行‥‥‥‥‥‥‥‥‥‥‥‥94
水溶性鎮痛薬‥‥‥‥‥‥‥‥‥109
スクワット‥‥‥‥‥‥‥‥‥‥‥95
スクワット動作‥‥‥‥‥‥‥95,96
スコッチテリアの耳‥‥‥‥‥‥101
スコッチテリアの目玉‥‥‥‥‥130
頭痛‥‥‥‥‥‥‥‥‥‥‥‥‥1,62
ストッパー‥‥‥‥‥‥‥‥‥‥121
ストレッチング‥‥‥‥‥‥‥‥95
スパイク電位‥‥‥‥‥‥‥‥18,26
スパズム‥‥‥‥‥‥‥‥‥‥‥‥80
スポーツジム‥‥‥‥‥‥‥‥‥‥98

索　引

スポーツマッサージ……………77,81

せ

生活習慣病…………………………95
正弦波………………………………67
静止膜電位……………………………2
精神疾患………………………52,65
精神的ストレス……………………79
整体…………………………………78
生体現象…………………………20,21
整体師………………………………79
生体電気現象………………………17
正中神経………………………29,60
成長ホルモン………………………92
静電気…………………………………1
青斑核…………………………43,44
生理活性物質…………………………9
生理痛…………………………………8
赤外線………………………………86
赤核…………………………………43
脊髄…………………………………43
脊髄後角……………………………17
脊髄後角膠様質……………………80
脊髄後角ニューロン………………44
脊髄後索………………………17,23,25
脊髄梗塞……………………………115
脊髄膠様質ニューロン……………25
脊髄刺激鎮痛………………………17
脊髄視床路………………………6,56
脊髄神経後枝内側枝ブロック
　　　　　　　　　……………130,131
脊髄震盪……………………………103
脊髄スライス標本…………………25
脊髄性疼痛…………………………40

脊髄損傷……………………………115
脊髄通電………………………………9
脊髄電位…………………………17,52
脊髄内電位分布……………………18
脊髄背面緩徐陽性電位……………28
脊髄背面電気刺激…………………24
脊髄腹外側路………………………44
脊髄分節……………………………110
脊髄網様体…………………………56
脊柱安定化運動……………………93
脊柱管狭窄症………………23,78,133
脊柱管減圧…………………………101
脊椎手術失敗症候群………………23
脊椎性疼痛…………………………73
脊椎分節……………………………110
舌咽神経……………………………131
絶縁針………………………………129
接触不良………………………………8
セロトニン………………6,13,52,56
セロトニン（5-HT）………………45
線維筋痛症…………………………40
仙骨部硬膜外穿刺…………………115
全身麻酔………………………………9
全身麻酔導入………………………65
前帯状回……………………………47
前帯状皮質…………………………40
選択的ブロッカー…………………46
仙腸関節……………………………138
蠕動運動……………………………12
前頭前野……………………………40
前部帯状回吻腹側部………………41
譫妄…………………………………39

そ

造影剤……………………………………102
躁状態……………………………………39
創傷治癒…………………………………83
足関節……………………………………96
束骨………………………………………58
足三里……………………………………58
組織深達度………………………………87
疎水性……………………………………109
ソフトレーザリー JQ-310™…………87

た

第1正中仙骨稜…………………………139
第1次体性感覚野………………………40
ダイエット………………………………95
体幹………………………………………58
帯状疱疹後神経痛…………8, 29, 58, 73
帯状疱疹痛………………………………57
体性感覚……………………………………6
体性感覚情報……………………………135
大腿筋膜張筋……………………………93
大腿骨骨頭壊死…………………………119
大腿四頭筋………………………………96
大腿四頭筋強化運動……………………95
大腿四頭筋訓練…………………………97
大腸経……………………………………57
大殿筋……………………………………95
大都………………………………………60
体内鎮痛機構………………………………1
体内疼痛抑制機構…………………………5
ダイナミックフラミング療法……96, 97
第2次感覚野……………………………41
大脳基底核………………………………66
大脳皮質……………………………13, 17
大脳皮質運動野…………………………40
大脳皮質運動野電気刺激………………65
大脳皮質感覚領…………………………44
大脳皮質刺激法…………………………37
大脳皮質第2次体性感覚野……………40
大脳皮質第1次感覚野…………………41
大脳辺縁系………………………………44
ダイノルフィン…………………………56
大縫線核………………………………6, 45
太陽光……………………………………86
対流冷却…………………………………86
大陵………………………………………60
ダイレーター……………………………104
唾液分泌過剰……………………………66
太衝………………………………………60
脱臼………………………………………78
脱分極…………………………………3, 4, 28
脱分極性筋弛緩薬………………………73
脱分極性ブロック…………………………3
太白………………………………………60
胆経……………………………58, 61, 62
男性性器…………………………………90
断端部痛…………………………………23
単発ニューロパチー……………………60

ち

知覚異常……………………………………8
知覚障害……………………………………8
知覚神経…………………………………12
蓄積効果…………………………………56
置鍼………………………………………57
チタニューム……………………………39
中咽頭収縮筋……………………………12

索引 **153**

中国針……………………………………3
中心溝……………………………………41
中枢側……………………………………4
中枢神経…………………………………24
中枢神経系………………………………114
中枢神経性四肢麻痺……………………137
中枢性疼痛………………………………40
中殿筋……………………………………95
中脳………………………………………41
中脳刺激…………………………………37
中脳水道周囲灰白質…………………37,41
超音波エコー透視下……………………129
超音波療法………………………………89
長期増強………………………………47,52
長期抑制…………………………………52
腸骨………………………………………121
超短時間作用性静脈麻酔薬……………73
超短波療法………………………………89
腸腰筋……………………………………93
直線偏光近赤外線照射装置……………86
直流電流……………………………2,8,19
治療体操…………………………………93
鎮痛………………………………………7
鎮痛機構…………………………………1
鎮痛機序………………………………79,92
鎮痛効果………………………………3,17
鎮痛薬……………………………………9

つ

椎間関節…………………………………124
椎間関節ガングリオン穿破……………124
椎間板髄核…………………………102,103
椎間板穿刺………………………………102
椎間板造影…………………………101,102

椎間板摘出………………………………101
椎間板ヘルニア………………………78,101
椎骨………………………………………78
追跡調査…………………………………39
椎体圧迫骨折……………………………122
椎体骨折…………………………………96
痛覚閾値…………………………………7
痛覚抑制…………………………………5
通電装置…………………………………6
通電波形……………………………6,7,67
通電量……………………………………7
痛風………………………………………1
痛風発作…………………………………8
つぼ………………………………………3

て

低周波刺激………………………………57
低出力レーザー照射……………………87
低出力レーザー治療……………………87
低侵襲性…………………………………37
低髄蓋内圧症……………………………113
低脳圧症候群……………………………115
低頻度刺激………………………………7
テーピング………………………………133
テクネシウム……………………………55
テトラカイン……………………………126
テニス肘…………………………………62
電位分布…………………………………17
てんかん………………………………13,70
てんかん発作……………………………13
電気エイ…………………………………1
電気緊張………………………………2,3
電気痙攣療法……………………………73
電気工学………………………………3,77

電気昏睡	65	糖尿病性神経症	58
電気歯科麻酔	65	島皮質	40
電気刺激	1	逃避反射	69
電気刺激鎮痛	20	頭部通電	30
電気刺激療法	94	徒手調整手技	78
電気睡眠	39, 65	徒手療法	77
電気抵抗	66	ドパミン	56
電気的衝突	4	トリガーポイント	81, 87
電気ナマズ	1	ドリル	121
電気発生魚類	1	ドレナージ	118
電気麻酔	39, 65		
電極接触面	7	**な**	
電極装着部位	8	内因性エンドルフィン	6
電子工学	77	内因性オピオイド	56
電磁誘導	52	内因性下行性疼痛抑制	45
電磁誘導コイル	52	内因性鎮痛機構	37
伝達修飾物質	45	内頸動・静脈	101
伝導遮断/伝導ブロック	3	内針	120
伝導障害	8	内関	60
電動マッサージ器	81	内臓神経	131
転倒予防	97	内臓痛	40
伝導冷却	85	ナロキソン	6
伝導路	1	軟骨温存	95
電流密度	7, 67	難治性痛	119
		難治性てんかん	13
と		軟部組織	83, 93
頭蓋下硬膜外腔	40		
頭蓋骨	121	**に**	
統合失調症	73	日常生活活動性	91
瞳孔反応	69	日常生活指導	93
疼痛閾値	7	日光浴	83
疼痛抑制系	37	認知行動療法	94
疼痛閾値	94	認知障害	13
糖尿病性神経炎（神経障害）	23, 57	妊婦	8, 70

ね

- ネオン……………………………88
- 熱痙攣……………………………89
- 熱傷……………………………2, 7
- 熱傷防止…………………………6
- 熱伝導……………………………84
- 熱疲労……………………………89
- 熱容量……………………………84
- 捻挫………………………………62

の

- 脳幹…………………………43, 56
- 脳脚橋被蓋核（PPTg）…………47
- 膿胸………………………………103
- 脳橋被蓋核………………………47
- 脳梗塞…………………………23, 52
- 脳刺激鎮痛………………………37
- 脳室周囲灰白質…………………45
- 脳腫瘍……………………………141
- 脳神経……………………………12
- 脳深部……………………………37
- 脳深部刺激装置…………………38
- 脳脊髄液…………………………66
- 脳脊髄液減少症…………………112
- 脳卒中……………………………39
- 脳動静脈奇形……………………141
- 脳内出血…………………………39
- 脳内電気刺激……………………38
- 膿瘍………………………………103
- 脳立体地図………………………39
- ノルアドレナリン…………………6
- ノルアドレナリン含有ニューロン…43
- ノルアドレナリン系……………45
- ノルアドレナリンニューロン……44
- ノルエピネフリン………………56
- ノルエピネフリンニューロン……13

は

- パーキンソン病………………39, 52
- バースト波………………………67
- ハーバードタンク………………85
- ハーバード浴……………………85
- 背筋強化運動……………………96
- 配穴………………………………61
- 敗血症……………………………13
- バイトブロック…………………75
- ハイドロコレータ………………84
- 廃用性萎縮………………………7
- 廃用性症候群……………………82
- 白熱電球…………………………86
- バストバンド……………………133
- 発汗………………………………12
- 発語………………………………12
- 抜歯………………………………2
- 発痛物質………………83, 90, 93
- バッテリー………………………39
- バッテリー方式…………………6
- パッド電極……………………7, 67
- パニック症状……………………39
- 馬尾神経…………………………113
- ハムストリングス………………93
- パラフィン塗布…………………85
- パラフィン浴……………………84
- バランス訓練……………………97
- バランス麻酔……………………68
- 鍼アレルギー……………………63
- はり刺激鎮痛……………………55

鍼治療……………………………56
針電極……………………………3
ハリ麻酔…………………………3
パルスジェレイター……………39
パルス幅……………………6,7,67
ハロゲンランプ…………………86
反回神経…………………8,12,103
半導体……………………………87
半導体レーザー装置……………87
反復刺激…………………………25
反復的経頭蓋磁気刺激法………65

ひ

皮下血腫…………………………63
皮下浸透…………………………2
皮下組織…………………………77
脾経…………………………61,62
微小血管減圧術………………141
微小脳梗塞………………………13
非選択的α受容体ブロッカー…46
ヒ素………………………………87
非定型顔面痛……………………73
皮膚温……………………………9
被覆………………………………39
皮膚熱傷………………………8,9
氷のう……………………………85
博田法…………………………138

ふ

ファイバースコープ…………114
フィードバック……………24,25
フィードバック鎮痛機構………6
フェントラミン…………………45
負荷運動…………………………93

不活性ガス………………………88
腹圧上昇…………………………75
副交感神経遮断薬…………12,66
副交感神経性線維………………12
副交感性…………………………12
複合性局所疼痛症候群……7,23,73
副腎皮質ホルモン薬…………102
浮腫………………………………83
不随意運動…………………66,67
腹筋運動…………………………95
物理的エネルギー………………91
物理的炎症……………………103
物理療法…………………………91
部分浴……………………………85
不眠………………………………39
プラシーボ効果…………………40
プラチナ…………………………20
プラチナ・イリヂウム…………39
ふらつき…………………………39
プレート電極……………………17
フレーム………………………142
ブロック針……………………121
プロポフォール………………131
分節性交感神経活動抑制………23
分節性脊髄電位…………………26
分節性脊髄誘発電位……………26
分節性末梢神経刺激……………26
分節性抑制………………………23
分娩………………………………8

へ

閉塞性血栓血管炎………………60
閉塞性循環障害…………………89
ペースメーカー………………8,70

索　引

ベッド型マッサージ器……………82
ヘリウム…………………………88
ベルト電極…………………………7
片脚起立…………………………95
変形性股関節症……………………95
変形性膝関節症……………91,95,135
変形性脊椎症…………………78,95

ほ

傍巨大細胞網様体…………………6
膀胱経……………………………58
膀胱経背…………………………57
膀胱腫瘍…………………………127
傍小脳脚核………………………43
ホームエクササイズ……………95
ボール体操………………………95
星状神経節………………………131
星状神経（節）ブロック………73,86
ポジティヴフィードバック……47
ホットパック……………………84
ポリウレタン……………………39
ポリモーダル受容体……………129
本態性振戦………………………39

ま

マイクロ波………………………88
膜電位……………………………4
枕つぶし運動……………………95
麻酔薬……………………………29
マッサージチェア………………81
末梢側……………………………4
末梢血管拡張作用……………23,30
末梢循環………………………83,93
末梢神経性疼痛…………………40

末梢モード………………………57
マルチレーザ5 MLF-601™………87
慢性関節リウマチ………………62
慢性痛認知理論…………………136
慢性疼痛………………………9,65
慢性難治性疼痛疾患……………23
慢性腰痛症………………………91

み

ミオカイン………………………92
水治療……………………………85

む

無作為対照試験………………77,91
ムスカリン………………………47
ムスカリン受容体………………47
無痛………………………………7
無痛効果…………………………37

め

迷走神経……………………8,12,131
迷走神経背側核…………………12
迷走神経反射……………………12
メディレーザーソフトパルス™……87
めまい……………………………39
免疫機能増加……………………92

も

網膜焼灼…………………………87
網様体…………………………6,41
モノアミン………………………56

ゆ

誘発脊髄電位……………………23

よ

陽極側……………………………………2
陽極電極…………………………………2
陽性電位…………………………………26
陽池………………………………………60
腰痛…………………………………57, 62, 93
腰痛教室…………………………………93
腰痛症……………………………………77
腰痛体操…………………………………93
腰背部痛…………………………………7
腰部脊柱管狭窄症……………………58, 95
抑制作用…………………………………30
抑制性伝達物質……………………45, 46
予防の運動療法…………………………97
予防の効果………………………………30

ら

ライデン瓶………………………………1
絡穴………………………………………61
ラジオ波……………………………104, 127
螺旋型……………………………………106
ラット……………………………………25

り

リズム運動………………………………95

立体頭蓋固定器……………………………38
リドカイン………………………………2, 126
リハビリテーション……………………12
両方向性…………………………………7
リラクセーション………………………91
リン酸化…………………………………47
臨床電気麻酔……………………………37

る

ルーター…………………………………121

れ

冷却刺激…………………………………83
レーザー…………………………………87
レーザー照射……………………………103
レーザー焼灼……………………………107
レジオネラ菌……………………………85

ろ

肋間神経痛………………………………58
肋骨………………………………………121

わ

和針………………………………………3
腕神経叢……………………………26, 29

欧文・数字索引

5-HT$_{1A}$受容体 …………………… 45
5-HT$_{1B}$ …………………………… 45
5-HT$_1$受容体 ……………………… 45

A

α_1受容体 ………………………… 47
α_2 adrenaline 受容体作動薬 ……… 108
α_2D サブタイプ ………………… 46
α_2受容体 ………………………… 46
Aβ 感覚神経線維 ………………… 80
Aβ 線維 …………………………… 5
ACEI ………………………………… 13
ACTH ……………………………… 56
acupuncture anesthesia …………… 3
Aδ …………………………… 3,5,80
Aδ 線維 ………………………… 55
Aδ 線維刺激強度 ………………… 25
AKA—博田法 ……………………… 138
anodal block ………………………… 2

B

β-エンドルフィン ………………… 6
β 遮断薬 ………………………… 13
baclofen …………………………… 46
betamethasone …………………… 102
bicuculline ………………………… 28
buprenorphine …………………… 110
butorphanol ……………………… 110

C

carbacol …………………………… 47

Charles …………………………… 128
collision of impulses ……………… 4
complex regional pain syndrome；
　CRPS ………………………… 7,9
Craig PENS technique …………… 57
CT …………………………………… 39
CT 透視 …………………………… 122
C 線維 …………………… 3,5,55,80

D

dermatome ……………………… 122
dexamethasone ………………… 102
diffuse noxious inhibitory control
　（DNIC）system ………………… 56
DLF ………………………………… 45
DRN ………………………………… 46

E

ECT ………………………………… 73
Edinger-Westphal 核 ……………… 43
electronic/electrical dental analgesia
　……………………………………… 8
EPSP ……………………………… 25
eptazocine ……………………… 110
Erb の点 …………………………… 29
Erb のポイント …………………… 26

F

fentanyl ………………………… 110

G

γaminobutyric acid························56
GABA······················28, 46, 56
GABA$_A$受容体·························46
GABA拮抗薬····························28

H

Hamann·······························128
He-Ne レーザー装置····················88
Hosobuchi······························37

I

insulin-like growth factor············92
iontophoresis··························2

K

κ受容体作動薬·······················110
Kosterlitz······························37

L

LC······································46
Leung··································40
Liebeskind·····························37
local electroanalgesia··················8
long term potentiation, LTP········47

M

μ, κ, δ の受容体作動薬··············110
μ受容体································46
μ受容体作動薬······················110
Mckenzie体操·························93
Melzack································5
microwave therapy····················88

Midbrain·······························41
morphine····························110
motor evoked potential；MEP······52
MRI····································39
myotome·····························122

N

NA····································45
NMDA·································47
NR2B··································47
NRM···································45
NRN···································46
nucleus ambiguous····················12

O

osteotome···························122

P

p-chlorphenylanaline·················45
PAG································45, 46
PAG刺激······························37
parabrachial nuclei···················43
pentazocine·························110
percutaneous verteburoplasty······122
peri-aqueductal grey matter；PAG
······································41
pirenzipine····························47
POCD··································12
Pons···································43
probe tip····························106
pulsed RF；PRF·····················128

Q

QOL····································12

R

randomized controlled trials；RCT
　　………………………………91
reflexology……………………77

S

Schwann 細胞……………126
sensitization………………47,92
SLR………………………96
solitary nucleus……………12
SSP（silver spike point）………3
Sten-X……………………133
stereotactic frame……………38
stereotaxic brain atlas…………39
straight leg raising：SLR………91

T

TENS………………………1,6
Thalamus…………………41

transcutaneous regional………8
transient receptor potential vanilloid 1
　（TRPV1）受容体…………129
twitch………………………39

U

ultrashort wave therapy………89
ultrasound therapy……………89

V

vagovagal reflex………………12

W

Wall…………………………5
WDR ニューロン………………27
Williams 体操…………………93
Wolff の法則…………………96

X

X-top………………………133

編著者略歴

下地恒毅（しもじ　こうき）

生年月日　昭和10年11月生

メールアドレス：koki-shimoji@nifty.com

現職：㈲ペインコントロール研究所長　特定非営利活動法人（NPO）標準医療情報センター理事長　医療法人愛徳会理事長　水野記念病院ペインクリニック　整形外科

学歴：昭和29年沖縄県立那覇高校卒　35年熊本大学医学部卒　40年京都大学大学院医学研究科外科系専攻修了（医学博士京都大学395号）　42～43年米国メイヨークリニック大学院

職歴：昭和40年京都大学医学部助手（付属病院中央手術部）　43年熊本大学医学部助教授（麻酔科）　48年東京医科歯科大学医学部助教授（麻酔科）　49年新潟大学医学部教授（麻酔科）　51年ニューヨーク医科大学客員教授　59年ミネソタ大学医学部客員教授　平成13年新潟大学教授定年退官　新潟大学名誉教授　同年ロンドン大学客員教授　14年～現在アンステッド大学客員教授　15年～20年宇部フロンティア大学大学院客員教授　16年～現在医療法人愛徳会ウェルネスクリニック理事長　16～18年埼玉医科大学客員教授　17年～現在㈲ペインコントロール研究所開設所長　18年～現在医療法人昭愛会水野記念病院非常勤顧問　18～20年㈶癌研究所有明病院非常勤顧問　19年～現在NPO標準医療情報センター理事長

学術論文：英文291編　和文496編　**学術著書**：英文21編　和文27編

資格：救急医学会指導医（141号）　ペインクリニック学会認定医（900131）王立麻酔科学会専門医（英国）　大学麻酔科専門医（米国）

学会等：17回日本ペインクリニック学会会長　26回日本脳波筋電図学会会長　44回日本麻酔科学会会長，世界麻酔科連合疼痛委員会委員長，国際医学雑誌4誌編集委員

© 2010　　　　　　　　　　　　　　第1版発行　2010年10月25日

刺激鎮痛のすべて

（定価はカバーに表示してあります）

編著者	下地恒毅
発行者	服部治夫
発行所	株式会社 新興医学出版社

検印省略

〒113-0603　東京都文京区本郷6丁目26番8号
電話　03(3816)2853　　FAX　03(3816)2895

印刷　三報社印刷株式会社　　ISBN978-4-88002-815-6　　郵便振替　00120-8-191625

- 本書の複製権・上映権・譲渡権・公衆送信権（送信可能化権を含む）は株式会社新興医学出版社が保有します。
- JCOPY〈(社)出版者著作権管理機構 委託出版物〉
  本書の無断複写は著作権法上での例外を除き禁じられています。複写される場合は，そのつど事前に（社）出版者著作権管理機構（電話 03-3513-6969, FAX 03-3513-6979, e-mail：info@jcopy.or.jp）の許諾を得てください。